통증치료를 위한

통증 유발점과 유발기전의 이해

Triggerpunkte und Triggermechanismen

통증치료를 위한

통증 유발점과 유발기전의 이해

Triggerpunkte und Triggermechanismen

Pekka J. Pöntinen/Jochen Gleditsch
Raymund Pothmann

최 훈 옮김

신흥메드싸이언스

통증치료를 위한
통증 유발점과 유발기전의 이해
Triggerpunkte und Triggermechanismen

2007년 발행

지 은 이 : Pekka J. Pöntinen/Jochen Gleditsch
Raymund Pothmann
옮 긴 이 : 최 훈
발 행 인 : 홍 성 혁
발 행 처 : **신흥메드싸이언스**
책임편집 : 김 경 미
편 집 : 서 은 미

주 소 : 서울시 용산구 효창동 5-394번지
등록번호 : 제10-1961호
전 화 : 02)3273-6491
팩 스 : 02)3273-6494
홈페이지 : www.shmed.co.kr

I S B N : 89-90933-58-7 93510

서문

통증 유발점(trigger point) 요법은 아마도 개별적 통증을 치료하는 방법으로 입문하기 위한 가장 간단한 의학적 대처방안일 것이다. 그러나 침술과 같은 체계적 지식이 함께 고려되지 않는다면 통증 유발점 요법의 전반적 연관성을 쉽게 놓칠 수 있다. 환자의 통증을 효율적으로 치료하기 위해서는 통증 유발점 요법에 관한 학문적 접근과 침술 체계의 경험적 지식이 상호보완적으로 이용되어야 하며, 이를 통하여 통증의 치료 효과도 극대화할 수 있다. 병력에서 볼 수 있듯이 처음에는 극히 작은 외상(trauma)이 통점(痛點), 나중에는 만성적 통증으로 발전한다.

한편 최근 수년 동안의 움직임을 살펴보면 통증 유발점 요법을 침술과 분리하여 독자적인 치료법으로 정립시키려는 움직임을 볼 수 있다. 이러한 움직임은 통증 유발점 요법을 단지 압통점(壓痛點) 치료 수준의 실용적 침술 정도로 이해하려고 한다. 그러나 이러한 발전 방향은 초분절적(超分節的) 근육기능 사슬이라는 전반적 연관 관계를 의학적 방법으로 채택하는 것을 무시하기 때문에 앞으로 많은 난관에 부딪칠 것이다.

이 책에서는 통증을 호소하는 환자들을 대상으로 모은 다년간의 경험적 지식을 통증 유발점 요법을 보완하는 치료법으로 활용하려는 시도가 이루어졌다. 이 책의 저자들은 각자 다양한 전공 분야의 지식, 즉 마취통증치료법, 치아치료법, HNO 치료법, 신경소아과적 치료법을 침술과의 연관성 속에서 집대성하였다. Pöntinen 박사는 역사적 · 학문적 · 체계적 부분을 담당했다. Gleditsch 박사는 특히 통증의 이해를 위한 상위 범주의 정신 · 신체 질환적 연관 관계와 통증의 치료라는 관점에서 볼 때 신속한 긍정적 반응을 보이는 중요한 여러 마이크로시스템들에 관한 장(章)

들을 집필했다. 그리고 이 책에서는 레이저나 TENS처럼 능동적 통증 유발점 요법 치료에서 중요한 의미가 있는 전통 침술의 현대적 발전 방향도 논의되고 있다.

이 책의 저자들은 스스로의 한계를 인정하면서 이 책이 허용하는 제한된 범위 내에서 중국 전통의술의 경험적 지식과 서양의 통증치료법을 결합시켜 보려는 희망으로 집필에 착수했다. 이 책에서 논의된 여러 내용들을 심화 발전시키는 것은 이제 독자들의 몫이다. 독자들은 이 책의 저자들보다 더 나은 지식을 바탕으로 각각의 보완적 방법들을 더욱 심화시키고 발전시켜 나아가야 할 것이다.

2005년 2월 함부르크

대표 저자 Raymund Pothmann

역자 서문

이 책은 통증 유발점에 대한 모든 것을 간략하지만 포괄적으로 이해할 수 있도록 만들어져 있다. 도입부에 통증 유발점의 해부와 병태 생리, 유발기전을 설명한 다음에 위치를 찾아내는 방법을 설명했고, 이어서 부위별로 개별 근육의 통증 유발점의 위치를 알기 쉽게 파악할 수 있도록 도해로 보여준다. 이 도해에는 통증 유발점뿐만 아니라 동양 전통의 경혈 가운데 중요한 혈들도 표시하여, 이 혈들과 통증 유발점들과의 연관 관계를 보여준다. 이어지는 장에서는 두통을 비롯하여 통증 유발점 때문에 발생하는 질환들이 어느 근육 때문인지를 그림과 설명으로 보여주고, 여기에서도 마찬가지로 전통적인 경혈과의 연관성을 그림으로 보여준다. 다음 장에서는 전통적인 침술의 경락(經絡), 배수혈(背輸穴)과 아시혈(阿是穴) 등을 설명하고, 신체 각 부위에 있는 여러 가지 소마토토피적 상응점을 간략하게 소개하였다. 특히 Yamamoto식 새로운 두침법은 역자가 그 놀라운 효과를 일본에서 두 번의 세미나를 통해 직접 확인한 바 있다. 통증 유발점과 더불어 전통적인 경혈과 소마토토피 상응관계를 이해한다면 환자 진료에 대한 기술 영역이 놀라울 만큼 넓어질 것이다. 무엇보다도 그 경제성과 치료 효과는 직접 경험하지 않고는 믿기가 어려울 것이다.

근래 들어 동양의학에 대한 관심이 무척 높아짐에 따라 세계 각국에서 동양의학, 특히 침술에 관한 연구가 고도로 진행되고 있고, 프랑스, 독일, 영국, 미국 등에서 학문적인 성과나 연구 결과가 오히려 동양을 훨씬 능가하는 실정이다. 이 책도 독일 의사들이 집필한 통증 유발점과 여러 유형의 침술에 대한 입문서이다. 우리나라에서도 늦게나마 침술에 대한 관심을 갖는 의료인들이 많아진 것은 다행한 일이지만, 제도적인 제약 때문에 현실적으로 벽에 부딪쳐 있는 것은 안타까운 일이다. 이러한 책들이 우리나라의 의사, 한의사, 학생들을 포함한 다양한 독자들에게 널리 읽혀짐으로써 동서 의학의 상호보완적인 발전에 커다란 전기가 되어 주었으면 하는 바람이다.

의학 용어와 해부학 용어를 될 수 있는 대로 대한의학협회에서 제정한 우리말 용어에 옛 용어와 원어를 괄호로 표시하여 번역함으로써 혼란이 없도록 노력하였으나 표준 우리말 용어를 우선하였다. 이 책의 내용이 동서 의학을 포괄하기 때문에 과학의 표준화를 위하여 표준 용어를 사용해야 한다고 생각하였기 때문이다.

이 책을 소개 · 번역하여 우리나라의 독자들에게 선보일 수 있게 해 주신 (주)신흥메드싸이언스의 홍성혁 사장님과 홍성철 부장님, 그 밖에 이 책의 출판을 위하여 여러 분야에서 힘써 주신 모든 분들께 깊은 감사를 드린다.

2007년 1월

의학박사 최 훈

차례

- 서문 v
- 역자 서문 vii

들어가며 3

통증 유발점의 역사 6

통증 유발점의 해부와 병태 생리 7

유발기전 9

1. 증가된 유발 활동 9
2. 자체 연구조사 9
3. 유발요인 10
4. 유발 활동의 증상 11
5. 반사적 통증 11
6. 감각 변화 12
7. 자율신경 증상 12
8. 운동 장애 13

통증 유발점의 위치 파악 14

1. 촉진(觸診) 14
2. 압력 민감도 17

1) 압력 통증 문턱값 측정 17
2) 통증 허용값 측정 20
3) (근육)조직 유연성 측정 20

3. 근전도 측정(EMG) 20

4. 체열 측정 20

5. 전기 조직 저항 측정 21

주요 유발 근육 22

1. 머리 부분과 씹는 부분 22

1) 깨물근(교근 : masseter m.) 22
2) 관자근(측두근 : temporalis m.) 23
3) 가쪽날개근(외측익돌근 : lateral pterygoid m.) 24
4) 안쪽날개근(내측익돌근 : medial pterygoid m.) 26

2. 목 뒤와 어깨 부분 27

1) 머리널판근(두판상근 : splenius capitis m.) 27
2) 목널판근(경판상근 : splenius cervicis m.) 28
3) 목반가시근(경반극근 : semispinalis cervicis m.) 28
4) 목빗근(흉쇄유돌근 : sternocleidomastoid m.) 29
5) 목갈비근육(사각근 : scalene muscles) 32
6) 등세모근(승모근 : trapezius m.) 35
7) 어깨올림근(견갑거근 : levator scapulae m.) 38
8) 가시위근(극상근 : supraspinatus m.) 40
9) 가시아래근(극하근 : infraspinatus m.) 41
10) 큰원근(대원근 : teres major m.) 42
11) 작은원근(소원근 : teres minor m.) 43
12) 어깨세모근(삼각근 : deltoid m.) 43
13) 큰마름근(대능형근 : rhomboid major m.) 46
작은마름근(소능형근 : rhomboid minor m.) 46
14) 빗장밑근(쇄골하근 : subclavius m.) 46
15) 큰가슴근(대흉근 : pectoralis major m.) 46
16) 작은가슴근(소흉근 : pectoralis minor m.) 48

3. 팔 48

1) 긴노쪽손목폄근(장요측수근신근 : extensor carpi radialis longus m.) 48

2) 온손가락폄근(총지신근 : extensor digitorum communis.) 51
3) 자쪽손목폄근(척측수근신근 : extensor carpi ulnaris m.) 52
4) 위팔노근(완요근 : brachioradialis m.) 53
5) 원엎침근(원회내근 : pronator teres m.) 54
6) 긴엄지굽힘근(장무지굴근 : flexor pollicis longus m.) 56
7) 노쪽손목굽힘근(요측수근굴근 : fiexor carpi radialis m.) 57
8) 자쪽손목굽힘근(척측수근굴근 : flexor carpi ulnaris m.) 58

4. 가슴등근육 59

1) 넓은등근(광배근 : latissimus dorsi m.) 59
2) 허리네모근(요방형근 : quadratus lumborum m.) 61
3) 뭇갈래근(다열근 : multifidus m.) 63
4) 엉덩갈비근(장륵근 : iliocostalis m.) 64

5. 골반근육 65

1) 중간볼기근(중둔근 : gluteus medius m.) 65
2) 넙다리근막긴장근(대퇴근막장근 : tensor fasciae latae m.) 65
3) 궁둥구멍근(이상근 : piriformis m.) 66

6. 다리 68

1) 넙다리네갈래근(대퇴사두근 : quadriceps femoris m.) 68
2) 앞정강뼈(전경골근 : tibialis anterior m.) 70
3) 넙다리두갈래근(대퇴이두근 : biceps femoris m.) 70
4) 종아리세갈래근(하퇴삼두근 : triceps surae m.) 71

통증 유발점 증후군 75

1. 두통 75

2. 목 뒤와 어깨의 통증 75

3. 테니스 팔꿈치(tennis elbow : 상완골 외상과염) 77

4. 골퍼 팔꿈치(golfer's elbow) 78

5. 흉곽출구 증후군(thoracic outlet syndrome/TOS) 79

6. 위대한 모방자 82

1) 가성 신경뿌리 통증 82
2) 협심증(agina-pectoris)류의 유발 통증과 티체 증후군 88

3) 편두통 89
4) 엉덩관절(고관절) 통증 91

7. 전신성 섬유근통 91

8. 안면과 턱 부위의 통증 95

9. 유발 활동의 심리적 조건 97

통증 유발점(반사) 체계 99

1. 전통적 침술 99
1) 경혈(經穴 : meridian point)과 원격점(遠隔點)의 원리 99
2) 동의점〔배수혈(背輸穴)〕 100
3) 국소 압통점〔아시혈(阿是穴)〕 101

2. 새로운 상응점 치료체계 102
1) Yamamoto의 두침 침술 102
2) 구강 침술 102
3) 림프 벨트 106
4) Siener의 점을 이용한 새로운 통증과 기관 치료법 107
5) 손의 자족 침술 미소체계 107

통증 유발점 치료의 기술 110

1. Spray-Stretch 기술 111

2. 통증 유발점 주사법 111

3. 침술 112
1) 침술적 의미의 침 기술 112
2) Gunn의 마른침을 이용한 근육내 자극 치료(IMS) 112
3) Very-Point 기술 113

4. 경화점(硬化點) 114

5. 경피적 전기 신경자극(TENS) 115

6. 레이저 115

7. 자가 치료 117

8. 비타민과 미량성분 117

예후적 보조수단으로서의 통증 유발점 치료 118

치료에 저항적인 근근막 통증 119

환자들의 경험담 120

1. 사례 ① 120

2. 사례 ② 120

3. 사례 ③ 121

4. 사례 ④ 122

■ 참고문헌 123

■ 찾아보기 127

통증치료를 위한

통증 유발점과 유발기전의 이해

들어가며

통증 유발점의 역사

통증 유발점의 해부와 병태 생리

유발기전

통증 유발점의 위치 파악

주요 유발 근육

통증 유발점 증후군

통증 유발점(반사) 체계

통증 유발점 치료의 기술

예후적 보조수단으로서의 통증 유발점 치료

치료에 저항적인 근근막 통증

환자들의 경험담

1 들어가며

다층적인 근근막 통증 증후군(myofascial pain syndrome)은 최근 수년 전부터 의학계에서 인정을 받기 시작했다. 근근막 통증 상태에서는 횡으로 뻗은 근육의 통증 유발점이 중심적인 역할을 한다. 통증 유발점에 관한 오늘날의 상세한 인식과 이로부터 유래하는 통증 치료의 가능성들은 시애틀에 있는 최초의 학술적 통증 치료 전문병원(Pain Clinic)에서 얻은 경험과 관찰에 바탕을 둔다. 이 작업은 특히 Bonica와 Sola라는 이름과 결부되어 있다. Travell과 Simons가 저술한 표준교과서는 30년 동안 연구한 정교한 작업의 성과이다. 이 책은 통증 유발점 치료법의 이론과 실천방안을 상세히 설명하고 있다.[7, 8]

근근막 통증을 치료하고 싶은 의사는 특수한 한 점과 이와 상응하지만 간혹 멀리 떨어져있는 방사통 부위라는 현상에 이론적으로 그리고 실제적으로 맞부딪쳐야 한다. 통증 유발점은 오늘날 그 위치가 검증될 수 있으며, 통증 유발점의 압력감수도(壓力感受度) 또한 특별히 이 목적을 위해 개발된 장치를 통해 신뢰성 있게 측정이 가능하다. 체열촬영술(thermography)을 통해 활성적인 뜨거운 통증 유발점뿐만 아니라 차가운 연관통(referred pain)까지도 측정할 수 있다. 여러 기능 검사와 압력 검사—예를 들면 손아귀힘 측정계(악력계 : squeeze dynamometer)—는 환자의 노동 능력을 평가하거나 치료의 결과를 객관적으로 평가할 때 도움이 된다.

'trigger' 라는 영어 단어는 '유발한다', '발사한다' 라는 뜻이다. 여기에서는 '통증 유발점에 압력을 가해 순간적으로 극심한 통증을 유발한다' 는 의미로 사용된다. 이 통증은 환자가 이에 대한 보호적 반사작용으로 순간적으로 점프를 할 정도까지 강렬할 수 있다. 이 표현은 또한 특정한 근근막점으로부터 발생한 통증이 근육 기능 사슬을 통해 전달되거나, 통증이 여러 부위에서 동시에 또는 여러 부위를 이동하면서 느껴지는 과정을 통해 다른 이차적인 통증 유발점이 활성화할 수 있는 부위로까지 점점 확산된다는 사실과도 통한다. 이런 의미에서 근근막 통증 증후군은 관절외 류머티즘이나 근육 류머티즘과 같은 용어들을 선례로 한다.

특별한 반응능력을 갖는 통증 중심점인 근근막 통증 유발점에 바로 인접한 근육 부위는 긴장하거나 경화하는 경향이 있다. 이것은 장기적으로 해당 부위의 국소 순환과 대사물의 배출을 방해하며, 이러한 과정은 다시 악순환하여 통증의 심화를 가져온다.

점(點)이라는 측면이 중요하다. 점 모양으로 집중된 대표적인 반응 부위가 신체의 표면에서 관찰된 것은 이미 아주 오래 전부터 있던 일이다. 잘 알려진 예로 중국 침술의 고유한 침점(針點)을 들 수 있다. 중국 침술과 통증 유발점 현상 사이에는 명백한 상관관계가 존재한다. 침점의 위치가 많은 부분에서 일치한다는 것이 이를 증명한다. Melzack과 그의 연구팀은 머리와 목 뒷부분의 통증 치료에 자주 사용되는 통증 유발점이 중국 침술에서 사용되는 침점과 71%나 일치한다는 사실을 발견했다.[110]

서양의 의학 문헌에서도 이런 점과 관련된 연구물들이 발표되었다. 그러나 이는 이제 겨우 100년의 역사이다. 여기에 Weihe의 압점이 속한다. 독일 의사 Weihe가 하나하나 직접 눌러보면서 위치를 찾아낸 신체 표면의 약 140개 점들은 각각 고유한 동종요법(homeopathic remedy) 의약품과 연관될 수 있었다.[111]

영국 의사인 Head는 통증 치료를 위한 중요한 점들과 관련된 경험을 하였다. 이미 알려진 것처럼 Head는 1893년에 처음으로 분절기관과 그 분류에 관한 발견을 발표했다.[112] 이 외에도 개별 분절 내에 특별한 극대점이 있다는 사실도 발견했다. 이 점들은 각각의 분절에 해당하는 내부 기관과 상응하는 점이며, 이를 통해 어떤 기능의 장애가 압력감수도의 뚜렷한 상승 또는 순간적으로 극심한 통증으로 신호화할 수 있다. Head는 자신의 분절치료법이 임의의 부위가 아니라 분절의 특별한 극대점을 통해 이루어지면 치료결과가 훨씬 성공적이었다고 말한다. 그는 당시에 이 치료법을 위해, 오늘날에도 사혈요법에서 사용하는 수단인 겨자를 바른 반창고, 부항 기구, 거머리 등을 이용했다.[113]

대부분 근근막 통증 상태는 단순한 압력 또는 신체적인 손상 때문으로만 발생하지는 않는다. 여기에는 신체적 · 심리적 · 유전적 · 후천적 요인들이 함께 작용한다. 증후군의 다양성은 치료사가 감각, 운동, 자율신경계와의 연관성을 잘 알고 있다면 쉽게 파악할 수 있다.

근근막 통증 증후군은 마비에 이르는 정도까지 기능장애를 일으킬 수 있다. 따라서 조기에 효과적인 치료를 받아야 통증과 기능장애가 만성화하는 것을 막을 수 있다. 통증 유발점을 통한 통증치료법은 이러한 연관 현상과 상담중에 이미 나타나는 성과를 직접 체험한 치료사에게 자신의 치료방법을 풍부하게 해주는 또 하나의 치료법이다.

일상 진료에서 겪는 통증 진단의 어려움은, 환자가 주관적으로 증상을 설명하고 치료사가 상대적으로 주관적인 진단 결과에 의존한다는 사실에서 기인한다. 통증 유발점을 사용하기 위해서는 끈기 있게 해당 부위를 직접 눌러보는 일이 선행되어야 한다. 압력을 가했을 때 통증을 느끼는 점과 부위들을 직접 눌러보지 않고는 아무런 치료의 성과가 없을 것이다. 직접적인 접촉—점들로 밀집되어 있는 통증 부위를 직접 만져보고 파악하는 방법—은 특히 다른 진단방법이 특별한 원인을 발견할 수 없을 때 주관적인 진술을 객관적으로 확인해주는 수단이 될 수 있다. 언어를 통한 의사소통처럼 직접적인 신체 접촉도 의사와 환자 사이의 중요한 의사소통 도구가 될 수 있다. 환자에게도 치료사의 손을 통해 발견된 자신의 통증 부위, 즉 상처가 중요하다. 대부분의 환자들은 분산적으로 체험되던 통증의 위치가 작은 점으로 환원될 수 있다는 사실을 알 수 없었을 것이다.

끝으로 근근막 통증 증후군은 환자가 신체적으로 또는 심리적으로 압박, 압력, 잘못된 자세, 심리적 스트레스 또는 긴장을 통해 고통 받고 있다는 사실을 말해준다. 통증 유발점 치료법이 언제나 완전하게 그리고 신속하게 통증을 제거하지는 못하지만, 근육의 수축이나 팽창을 통해 발생한 운동기관의 기능장애를 대부분 완화해줄 수는 있을 것이다. 통증 유발점 치료법은 이러한 이유 때문에 더 광범위한 치료법을 위한 첫 걸음이 될 수 있으며 최선의 출발점으로 증명될 것이다.

2 통증 유발점의 역사

통증을 느끼는 점들과 결절(小節)들은 이미 몇백 년 전부터 여러 문명권에서 전통적 의술을 통해 알려져 있다. 서양 정통의학은 Froeriep이 이미 1843년에 류머티즘 통증과 연관된 근육의 통점(pain spot)들을 확인하였지만, 이러한 사실을 거의 망각하였다.[1] Froeriep은 이러한 점들을 '근육 가골(callus)' 또는 '류머티즘 결절'이라고 불렀다.

20세기 들어 F. Lange와 Eversbusch가 이런 굳어진 결절의 임상적 중요성에 관심을 가졌다.[2] 이 두 사람 이전에는 Schade가 마취 시나 사망 이후에 나타나는 근육 경화 현상에 대해 보고했다.[3] Max Lange는 냉각이나 지속 강직 전기 충격을 통해 이런 근육 경화를 실험적으로 유도해 보았다.[4] 이로써 발생한 결절은 주위의 근육 조직보다 단단했다. Lange가 저서에서 '근육 결절'이라고 한 이 결절들은 대개 힘줄이 부착된 부분의 근처에서 발견되었다(1931년). Kellgren은 대표적인 통증 유발점 근육에 과다 긴장을 유도하는 적은 양의 식염수를 투입하여 근막 통증을 유도했다.[5] 이렇게 유도된 통증은 본래 식염수가 투입된 곳과 떨어진 다수의 척수 분절에서 발생했다.

Janet Travell은 통증 유발점과 반응 부위에 대한 위치도 작성 분야의 선구자이다.[6] Travell은 수십 년 동안 이 기전을 연구하였으며, 자신의 연구결과를 David Simons와 함께 두 권의 단행본으로 출판했다.[7, 8] Louis Moss, Ronald Melzack과 그의 연구팀 그리고 Hans Kraus는 모두 침술의 침점과 통증 유발점 사이의 상당한 유사성을 밝혀냈다.[9~11] 중국 침술의 소위 '아시혈(阿是穴)'들은 대만의 Chung이 밝힌 것처럼 근육의 대표적인 통증 유발점들이다.[12] 통증 유발점들은 또한 핀란드의 전통적인 의술에도 알려져 있다. 가장 유능한 부항사(附缸士)들도 부항을 위해 가장 중요한 통증 유발점들의 위치를, 예를 들어 등세모근(승모근 : trapezius m.), 어깨올림근(견갑거근 : levator scapulae m.), 가시위근(극상근 : supraspinatus m.), 가시아래근(극하근 : infraspinatus m.)으로 정했다.[13]

3 통증 유발점의 해부와 병태 생리

근근막 통증 유발점들은 횡으로 가로지르는 근육섬유 안에 있는 압통점들이며, 흔히 인대와 힘줄 부착부에 가까이 있다. 직접 손가락으로 눌러서 방사통과 자율적 증상을 유도할 수 있다. Glogowsky와 Walraff가 통증 유발 부위에서 근육섬유질이 감소하고 결합조직과 지방이 증가한다고 설명했지만, 통증 유발점들에 특별한 해부학적 특성은 없다.[14)]

능동적 통증 유발점들은 자극에 예민하고 평소 통증이 느껴지며, 직접 손가락으로 누르면 방사통을 일으킨다. 잠복적 통증 유발점들은 직접 손가락으로 누르는 동안에만 통증이 느껴지며, 격리되어 방사되는 감각과 반사적인 통증을 일으킬 수 있다. 잠복적 통증 유발점을 포함하는 근육들은 경직적이고 반응에 예민하며, 근력의 일부를 쉽게 상실하여 기능상실에까지 이를 수 있다. 잠복기는 수년 동안 지속될 수 있으며 유발 근육들은 짧은 과도 신장 이후 활성 단계로 옮겨갈 수 있다. 냉각은 그 이상의 유발점 형성을 유도할 수 있다.

만약 (잠복 또는 활동성) 통증 유발점을 손가락 끝으로 두드린다면 통증 유발점 아래의 근육세포들은 국부적인 수축반응을 보인다(local twitch response).[7, 15, 16)] 비정상적으로 통증이 심한 유발 부위는 가볍게 두드리기만 해도 '점프 사인(jump sign)'(Janet Travell)으로 응답할 수 있다. 다시 말해 고통이 너무 심해 환자가 껑충 뛰어오를 수도 있다.[7)]

통증 유발점으로부터 유래하는 통증은 보통 둔감하고 깊으며 정확한 위치를 파악하기가 어렵다. 반사적 통증은 흔히 방사적이거나 콕콕 찌르는 듯하나, 가끔은 위치가 정해져 있고 내포적이거나 꾹 누르는 듯하다. 환자들은 흔히 통증 부위 아래에서 냉기를 느낀다고 호소한다. 근근막 통증의 정도는 근육의 크기와 무관하다. 예를 들어 빗장밑근(쇄골하근 : subclavius m.)은 중요한 유발 근육의 하나이다.

근근막 통증은 통증 유발점이 존재하는 분절에만 국한되지 않으며 분절적 모형과 항상 일치하지도 않는다. 그러나 대부분 근육들의 다분절적 신경 지배를 고려한다면 방사통은 많은 경우에 해당하는 분절을 벗어나지 않는다. MacDonald는 자신의 일람에서 피부 분절과 피부 분절의 이상 현상들을 유발 통증의 해당 반사 부위와 비교하였다.[17]

통증 유발점의 활동은 본래의 유발기전이 멈춘 후에도 존속한다. 유발 활동은 해당하는 근육에 새로운 통증 유발점들과 유발 연쇄를 유도한다. 이 근육들은 과다하게 긴장되며 수축된다. 이후 주변의 근육들도 활성화된다. 이를 통해 유발 활동은 한 근육군에서 다른 근육군으로 전달된다. 예를 들어 어깨 부위 근육 이후에 목 뒤의 근육이—대개 같은 쪽 면에서—활성화된다.

가장 빈번한 유발 근육은 신체의 자세를 담당하는 근육이다(체위 근육). 다른 중요한 근육으로는 영양분 섭취를 위한 근육, 즉 씹는 것을 담당하는 근육이다.

통증 유발점과 몇몇 중요한 유발 근육의 연관통 부위는 제6장의 본문과 그림을 통해 개별적으로 설명하였다.

4 유발기전

1. 증가된 유발 활동

보통 건강한 사람의 근육에서는 통증 유발점이 발견되지 않지만, 건강하고 근육이 잘 단련된 성인이나 소아에게도 손가락으로 눌러서 압통을 느낄 수 있는 특징적인 통증 유발점들이 존재한다.[7, 18~20] 이런 통증 유발점들은 몇 년 동안 잠복해 있을 수도 있으며 통증을 일으키지 않을 수도 있다. 그러나 언제든지 활성화되어 전형적인 통증을 일으킬 수 있다. 통증 유발점은 인간에게만 국한된 현상은 아니다. 통증 유발점은 동물을 연구하는 학문인 수의학에도 잘 알려져 있는 현상이다.[21]

2. 자체 연구조사

저자들은 의대생들과 탬피어 대학교 연극 연구소 학생들의 근육에서 통증 유발점과 가능한 통증반사지역을 조사했다. 연구를 위해 저자들은 대표적인 유발 근육으로 어깨올림근(levator scapula m.), 가시아래근(infraspinatus m.)을 선택했다. 운동과 신체 활동분야에서 활발하지 않은 의대생들은 2개의 근육에서 다수의 잠복 통증 유발점들이 보고되었다. 강도 높고 다양한 체력 단련 프로그램(운동, 재즈 발레, 체조 등)으로 활동하는 연극 연구소의 학생들에서는 소수의 잠복 통증 유발점들이 발생하는 것으로 보고되었다. 이런 잠복 통증 유발점들을 직접 손가락으로 누르면 대부분의 연구대상 학생들에게서 방사적 감각과 반사적 통증이 유발된다. 통증반사지역은 모든 연구대상 학생들마다 달랐다.[22]

3. 유발요인

다수의 조건들, 특히 유전적인 요인이 유발 활동에 영향을 미친다. 근근막 통증 경향이 있는 환자들은 어려운 일이나 슬픔, 불행과 같은 스트레스를 발생시키는 요인에 대해 무의식적으로 근육의 긴장을 상승시키며 반응한다. 이 과정은 씹는 것을 담당하는 근육이나 목 뒤 그리고 어깨 부위의 근육에서 매우 특징적이다. 머리와 얼굴 부위에 만성 통증을 호소하는 환자들의 통증은 최소한 부분적으로나마 수면중에 이를 가는 행위에서 기인한다.[23~26] 강도 높은 육체 노동은 대개 근근막 통증과 유발 활동의 원인이 아니다. 인체공학적으로 불리한 자세에서 강도가 높지는 않으나 정적인 노동을 할 경우에 유발 활동이 발생한다. 따라서 사무실이나 은행에서 일하는 중년층에서 근근막 통증 문제가 자주 발생하는 것은 놀랄 만한 일이 아니다. 중년의 여성 환자들은 뜨개질이나 바느질과 같은 활동이 근근막 통증을 성공적으로 치료하는 데 방해가 된다는 사실을 인식하지 못한다. 이 경우에는 팔과 손의 높은 위치에 따른 정적인 부담뿐만 아니라 손과 손가락의 불리한 활동 위치도 국부적인 순환 장애를 일으킨다.

원인이 되는 기전이 벌써 오래 전부터 활성적이었고 환자가 근근막 통증의 경향을 보인다면 잠복 통증 유발점을 활성화하는 요인은 아주 평범한 것일 수 있다. 유발요인에는 예를 들어 집안일 중 청소나 빨래 같은 노동 행위와 골프, 테니스(테니스 팔꿈치) 같은 운동처럼 특정한 근육이나 근육군에 계속 반복해서 부담을 주는 모든 활동이 포함된다. 모든 유발요인들 중 가장 빈번하고 중요한 요인은 아마 심리적 스트레스일 것이다.

유발 활동은 근육의 긴장을 상승시키고 국부적인 순환을 저해하며, 교감신경의 활동을 상승시키고, 근육을 피로하게 하여 통증과 새로운 통증 유발점을 일으킨다. 이렇게 형성된 통증과 통증 유발점들은 다시 악순환으로 작용하여 국부 순환 저하, 통증, 근육 기능 장애라는 결과를 수반한다.[27~29]

극히 평범한 외상이 때로는 해당 근육의 비활동성과 통증 유발이라는 결과를 수반하는 원인이 될 수도 있다. 횡으로 가로지르는 근육들의 긴장도가 상승하여 근육의 통증 부위를 보호하고 부동화하는 방법을 빨리 익힌다. 상승된 근육 긴장은 근육 피로, 국부 순환 저하, 통증 증가, 지속되는 유발 활동의 결과로 이어진다. 이때 가장 중요한 특징은 원인이 된 외상이 완치가 된 후에도 새롭게 발생한 통증 유발점들의 활동이 존속한다는 것이다.

통증 유발점들은 두 가지 상이한 과정을 통해 근근막 통증의 원인과 관계가 있다.

먼저 스트레스를 통해 전달된 근육의 긴장이 통증으로 변환하며, 다음으로는 통증을 일으키는 원인이 된 스트레스가 더욱 격렬한 통증을 일으킨다.

최근에 Hubbard와 Berkoff가 통증 유발점의 동시적 침(鍼)-EMG-활동에 대해 보고했지만, 유발 활동은 표면-EMG-조사만으로는 일반적으로 객관화할 수 없다.[30] 통증 유발점을 두드려보거나 살짝 찔러보는 것을 통해 강한 운동단위활동(motor unit activity)을 일으킬 수 있다. 삽입 전위(insertion potential)의 시작에서부터 국부적 근육 수축까지 최단시간적 지연은 보통 말초신경에서 측정되는 활동시간보다 평균 10ms 정도 길었다.[15, 27] Ahonen과 그의 연구팀은 자신들의 연구에서 긴장 두통 환자의 전면 근육에서 EMG-활동이 물리치료와 침술 이후에 감소된다는 사실을 밝혀냈다.[31] Mahlamäki는 건강한 대상인원들보다 긴장 두통 환자에게서 등세모근(승모근 : trapezius m.)의 상부 EMG-활동이 더 왕성하다는 사실을 보고했다. 그는 모든 교류 효과와 EKG 효과를 걸러내고 순수한 EMG 신호의 주파수만 측정하는 EMG 측정기를 사용했다.[32]

Simons와 그의 연구팀은 뉴질랜드 토끼를 대상으로 한 최근의 연구에서 동시적인 전기 활동이(팽팽한 띠가 아닌) 통제점보다 통증 유발점에서 더욱 빈번하다는 사실을 밝혀냈다.[33] LTR(local twitch response) 현상의 근전도 측정 활동은 척수 반사기전을 통하여 등록된 통증유발점으로 유도된다.[15, 16, 34]

4. 유발 활동의 증상

유발 활동은 통증, 근육 기능장애, 그리고 자율적 증상을 일으킨다. 이 복합 증후군은 관상 동맥 폐쇄, 담산통, 여성 생식기 이상, 허리 디스크 탈출 등과 같은 기질적 질병이나 기능적 장애와 여러 가지 면에서 비슷하다. 일반적 피로감, 수면 장애, 그리고 병에 걸린 것 같은 일반적 느낌은 근근막 통증의 특징적 증상들이다.

5. 반사적 통증

유발 활동의 특징적인 증상은 통증반사지역의 발달이다. 이 통증 지역은 통증 유발점 근처의 근육 위나 주변에 존재할 수 있다. 또한 통증 유발점에서 상당히 멀리 떨어진 곳에서도 통증 부위를 찾을 수 있다. 이때 통증 부위는 대개 해당하는 유발 근육의 신경을 통제하는 동일한 척수속질분절 범위 안에 존재한다. 특징적인 반사 부위는 그림 7-44에서 확인할 수 있다.

6. 감각 변화

통증반사지역에서는 보통 감각 변화가 발생한다. 유발 활동과 통증의 강도가 감각 변화의 질을 결정한다. 소수의 근육에 있는 몇몇 통증 유발점들의 왕성한 활동이 감수성이 저하된, 또는 무감각한 피부 부위를 반사 부위에 발생시킬 수 있다. 다른 경우, 즉 활동성 통증 유발점의 반사 부위가 다수의 근육과 겹치면 연관통(reflex pain)이 극단적으로 강렬할 수 있으며, 반사 부위는 감수성이 과민해질 수 있다. 이러한 감각적 일탈은 가역성이 있으며, 신경뿌리(nerve root)의 착오나 손상에 따른 증상은 아니다.

7. 자율신경 증상

자율신경 증상은 보통 근근막 통증으로 분류되며, 말초 순환장애, 모발운동 기능장애, 땀 분비 기능장애, 콧물의 흐름, 눈물의 흐름, 침의 흐름, 신체 착오 감각의 고유감각 증상들(예를 들어 조화운동 불능), 현기증, 구토 증상이 있다.

통증반사지역의 피부온도는 흔히 주변의 피부온도보다 낮다. 온도의 저하는 팔다리 통증인 경우에는 주변의 건강한 부위와 비교하여 10°C 이상 차이가 날 수도 있다. 환자들은 흔히 통증반사지역에서 찬 기운을 느낀다. 통증 완화와 피부온도 차이는 성공적인 통증 유발점 치료 이후 바로, 때로는 현저하게 사라진다. 이러한 효과는 가끔 1~4시간이 지연될 수 있다. 모세혈관이 확장하기 시작하면 흔히—주변보다 5~10°C 이상 피부온도가 높아지는—이상한 작은 점들이 발생한다.

땀 분비 활동 또한 피부온도 변화와 연관될 수 있다. 땀이 분비되면 피부온도가 저하한다. 특히 주목해야 할 점은 팔다리 통증에서 손바닥과 발바닥의 땀 분비가 크게 증가한다는 것이다. 만약 통증반사지역이 얼굴에 있으면 눈물, 콧물, 침이 흐를 수 있다.

현기증, 귀울림, 평형감각 장애와 물체의 무게를 손으로 들어보고 평가할 수 없는 어려움 같은 고유감각 장애는 흔히 목 뒷부분이나 어깨 부분 근육의 유발 활동에서 기인한다.

8. 운동 장애

근근막 통증의 특징적인 증상은 운동 조화의 불능이다. 유발 연쇄와 근육의 긴장은 유발 근육의 운동 지체와 조화 불능, 전체 운동 연쇄의 불안으로 이어진다. 이런 근육 기능장애는 육상 선수들에게서 대표적으로 나타난다. 육상 선수들은 신체 일부분에서 모든 운동기술을 쉽게 상실할 수 있다. 조용한 산책 중에 일어난 갑작스런 근력의 손실은 실족에까지 이를 수 있다. 다른 근근막 통증 환자는 물건을 손에서 떨어뜨린다. 근육의 경화와 약화는 아침과 휴지기 이후에 가장 강하게 발생한다. 한 근육군의 긴장과 통증은 온몸에서 반사를 일으킬 수 있다. 예를 들어 좌골신경통 시에는 입을 크게 벌리는 행위가 제한될 수 있으며, 이런 증상은 성공적인 통증 유발점 치료를 통해 빠르게 다시 정상적인 상태로 돌아갈 수 있다. 근육의 유발 활동은 보통 근육 위축으로까지 이어지지는 않는다. 통증반사지역 분절의 운동 뉴런들은 자극 문턱값(역치 : threshold)을 낮춘다. 따라서 이 운동 뉴런들은 쉽게 자극된다.

몸무게가 등과 손발의 근육에 있는 통증 유발점들을 빠르게 활성화시킬 수 있다. 이것이 많은 근근막 통증 환자들이 호소하는 수면장애 증상의 이유이다.

5 통증 유발점의 위치 파악

통증 유발점의 위치를 파악하기 위해 전형적이며 믿을 만하고 계속 반복해서 나타나는 증상들은 무엇인가?

Simons에 따르면 통증 유발점의 위치를 파악하기 위한 기준은 다음과 같다.[33]

- 국소적인 통증
- 연관통
- 문제가 되는 근육 부위의 팽팽한 띠(taut band)
- 근육의 확장 능력 제한
- 자침(刺針) 시 단일 수축 반응(twitch response)

Njoo와 Van der Does는 모든 가능한 통증 유발점을 찾아내기 위해 등에 통증을 호소하는 일련의 불특정한 환자들의 허리네모근(요방형근 : quadratus lumborum m.)과 중간볼기근(중둔근 : gluteus medius m.)을 정밀하게 조사하였다.[34] 그들의 연구결과에 따르면, 국부 통증 증상, 그리고 많은 경우에 단일 수축 반응과 환자의 감각적 인지만이 변별력이 있는 판단과 검사자간 신뢰도를 보장한다.

1. 촉진(觸診)

통증 유발점의 정확한 위치를 파악하기 위해서 의심이 가는 근육 부위를 손가락 끝을 이용해 수평과 수직 방향으로 촉진한다(그림 1a). 이때 통증을 느끼는 모든 점들과 근육의 팽팽한 띠를 확인하는 것이 중요하다. 활동성 통증 유발점들은 가볍게 누르기만 해도 근육 전체가 수축한다(Travell의 점프 사인). 만성 통증을 호소하는 환자들에게서는 촉진의 압력에 국소적 또는 방사적 통증으로 반응하는 경직된 근육다발의 딱

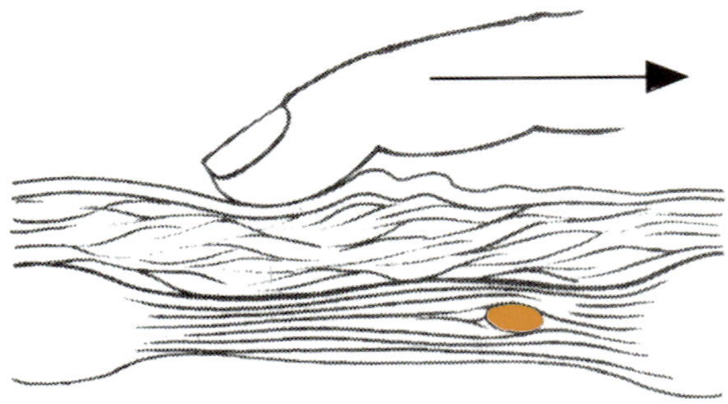

그림 1a

근육섬유 방향으로 손가락을 이용한 촉진

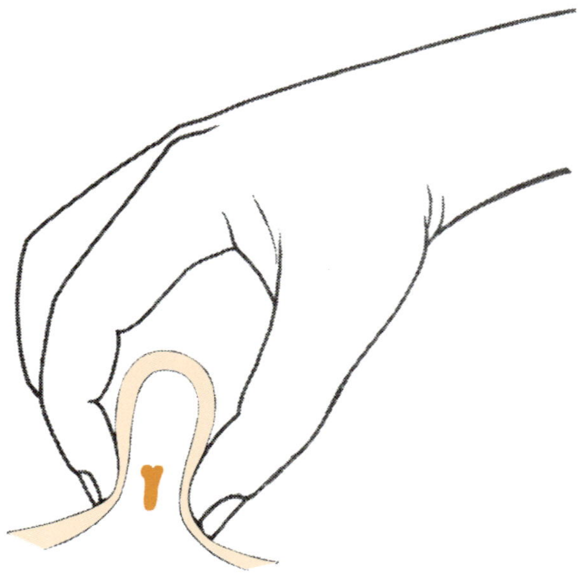

그림 1b

통증 유발점 촉진

목빗근(흉쇄유돌근), 등세모근(승모근), 큰가슴근(대흉근) 등 근육 주변의 유발 부위를 촉진한다.

딱한 결절, 즉 근육 경화증을 발견할 수 있다. 가장 높은 감수성을 가지는 점에서는 흔히 부종이 발생하기도 한다.

목빗근(흉쇄유돌근 : sternocleidomastoid m.), 등세모근(승모근 : trapezius m.), 큰가슴근(대흉근 : pectoralis major m.)의 주위, 겨드랑이의 앞부분 등 몇몇 근육은 손가락으로 쉽게 집을 수 있어 통증 유발점의 위치를 정확히 파악할 수 있다(그림 1b).

나중에는 유발 부위의 피부와 피하조직도 두껍고 딱딱해지며 부종이 발생한다. 이러한 현상을 영양성 부종(trophedema)이라고 부른다(그림 2).[35]

30~60초가량 지속해서 통증 유발점을 누르면 특징적인 연관통이 나타난다. 만약 이 통증이 임상 증상과 비교하여 규정될 수 있다면 이 점을 성공적인 치료를 위해 사용할 수 있다(그림 3).

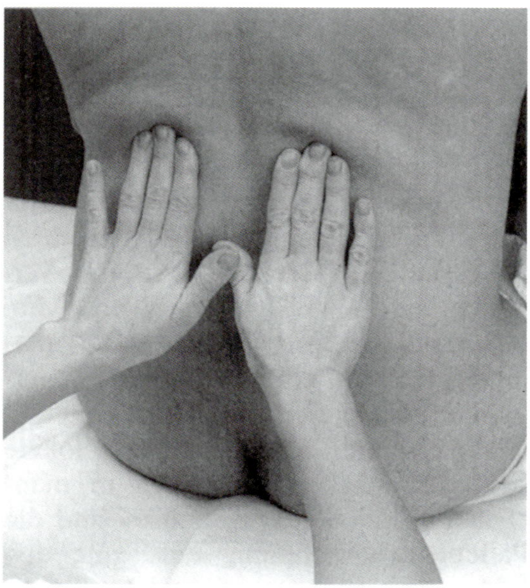

그림 2

손가락 끝을 이용해 피부층을 민다.

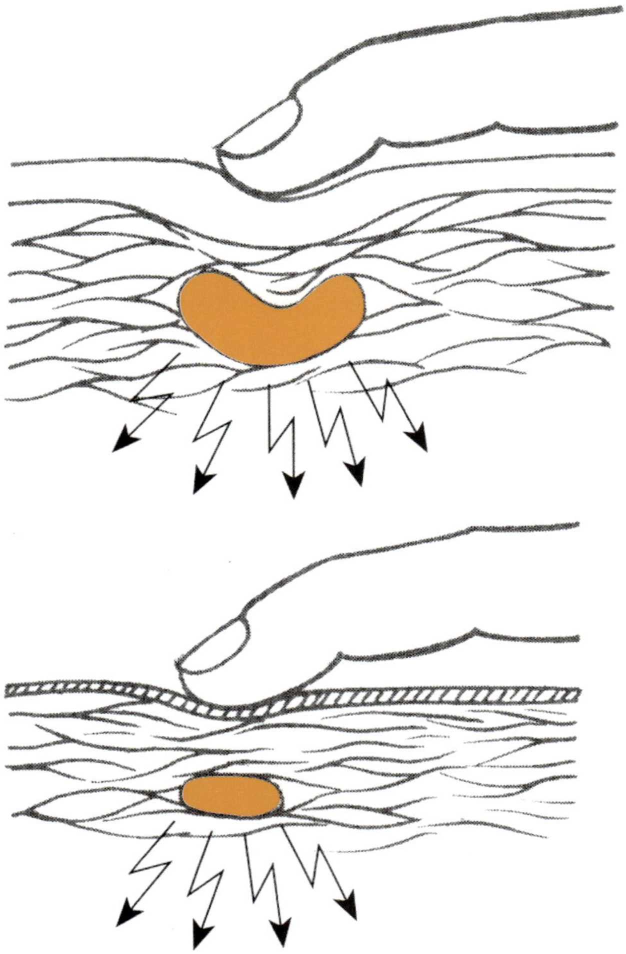

그림 3

유발 근육의 특징적 통증성 근육 경화증

2. 압력 민감도

1) 압력 통증 문턱값 측정

압력 민감도(pressure threshold/PTH) 측정은 압력 문턱값 측정기(PTH-Meter)를 이용하면 가능하다.[36~40] 압력 민감도 측정은 압력을 느끼는 점(통증 유발점)의 민감도를 양적으로 측정한다(그림 4). 압력 문턱값은 통증 또는 불편한 느낌을 일으키는 최소의 압력값이다.

추정 가능한 통증 유발점들은 먼저 손가락 끝을 이용한 촉진을 통해 파악된다. 정확한 위치는 압력 문턱값 측정기를 여러 번 사용하여 파악한다. 측정하는 동안 압력 감지기(면적=1cm^2)가 추정되는 통증 유발점을 수직 방향으로 가리켜야 한다(그림 5). 압력은 환자가 통증이나 불편한 느낌(압력 문턱값)을 가질 때까지 1kg/s씩 증가되어야 한다. 미국의 연구결과에 따르면, 건강한 근육의 표준치는 여자들의 경우에는 3.7~6.8kg/cm^{2}이며, 남자들의 경우에는 5.4~9.0kg/cm^{2}이다(Fischer).[36] 최대치는 허리척추 주위의 근육, 볼기 근육, 어깨세모근(삼각근 : deltoid m.), 가시아래근(infraspinatus m.)에서 보인다. 이와 비슷한 결과가 핀란드에서도 나타났다.[38] 독일 부퍼탈 지역의 4~12세 어린이들을 대상으로 한 측정에서도 압력 통증 문턱값의 증가가 유사

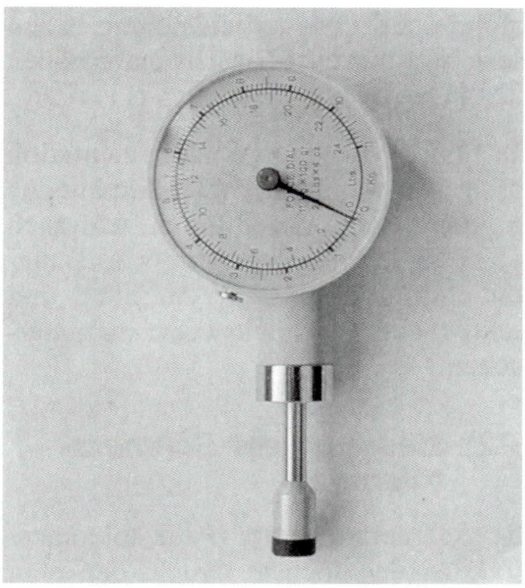

그림 4

압력 문턱값 측정기

압력 문턱값 측정기를 이용하여 통증 유발점의 압력 민감도를 측정한다.

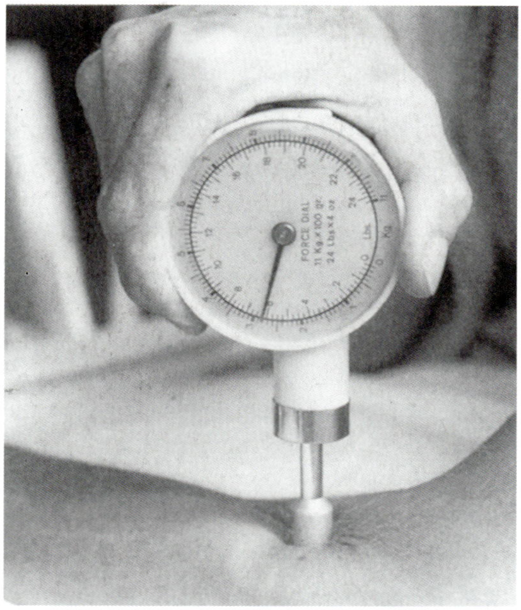

그림 5

압력 감지기를 이용한 측정

측정 시 환자가 통증 신호를 보낼 때(통증 문턱값 : PTH)까지 또는 압력을 견딜 수 없을 때(통증 허용값 : PTO)까지 압력 감지기의 머리 부분(1cm²)이 1kg/s씩 압력을 꾸준히 증가하면서 측정되는 점을 직각으로 누른다.

한 것으로 확인되었다.[22] 어린이들에게도 통증 유발점의 위치 파악은 중요하다. 이 당시에 머리에서 발까지 통증 문턱값의 증가가 확인되었다.

활동성 통증 유발점이 0.5~1.5kg/cm²의 압력에도 곧 반응하는 데 비해, 동일한 근육의 다른 부분은 2, 3배의 압력에서 반응한다. 성공적인 통증 유발점 치료는 이 값을 3~6배로 상승시킬 수 있다.[22, 41]

완벽한 자료 수집을 위해서는 모든 점에서 최소한 두 번을 측정해야 하며, 주위의 건강한 부위도 측정해야 한다. 이 밖에도 좌측과 우측을 비교하여 연구하면 좋은 결과를 얻을 수 있다.

2) 통증 허용값 측정

통증 허용값(pain tolerance/PTO)은 환자가 견딜 수 있는 압력의 최대치이다. 통증 허용값은 어깨세모근(승모근) 등 일반적 근육과 정강뼈〔경골(tibia)〕 위에서 측정되어야 한다. 통증 허용값에 도달할 때까지 측정되는 점을 수직 방향으로 누른다(그림 5). 통증 허용값은 환자가 통증을 느끼는 정도를 반영한다. 두 번을 측정〔(근육, 정강뼈(경골)〕하여 낮은 값이 나오면, 이것은 비정상적인 통증 허용값과 모든 치료 형태에 대한 불리한 진단을 의미한다. 근육조직의 낮은 통증 허용값은 섬유근통 또는 다른 근육의 질병을 나타내는 신호이다. 정상치의 범위는 10~15kg/cm²이다. 통증 문턱값과 통증 허용값 사이의 차이가 크다는 것은 통증 유발점 치료를 위해 유리한 진단을 의미한다.[42, 43]

3) (근육)조직 유연성 측정

조직 유연성 측정기(Tissue Compliance Meter : TC-Meter)는 조직의 유연성을 측정하기에 적합하다. 경직성, 부종, 혈종, 섬유질 띠, 결절, 결합조직의 다른 모든 병리학적 변화가 측정을 통해 드러난다. 조직을 경직시키고 유연성을 떨어뜨리는 통증 유발점들은 조직 유연성 측정기를 통해 객관적으로 위치가 파악될 수 있다(그림 6).[44, 45]

3. 근전도 측정(EMG)

통증 유발점 진단과 치료에 대한 평가는 오늘날 신경생리학 연구실 밖에서도 표면 측정 — EMG — 을 통해 실시될 수 있다.[15, 46, 47] 이 측정에서 상승된 국부 근육의 활동은 1대의 스캐너나 여러 곳에서 동시에 15~30초 이상의 운동조건에서 기록될 수 있다.

4. 체열 측정

체열 측정은 근육 연축과 혈액의 순환을 방해하는 통증 유발점들의 위치를 파악하기 위한 객관적인 방법이다. 많은 활동성 그리고 몇몇 잠복 통증 유발점들은 이 방법을 통해 자료가 될 수 있다.[48~51]

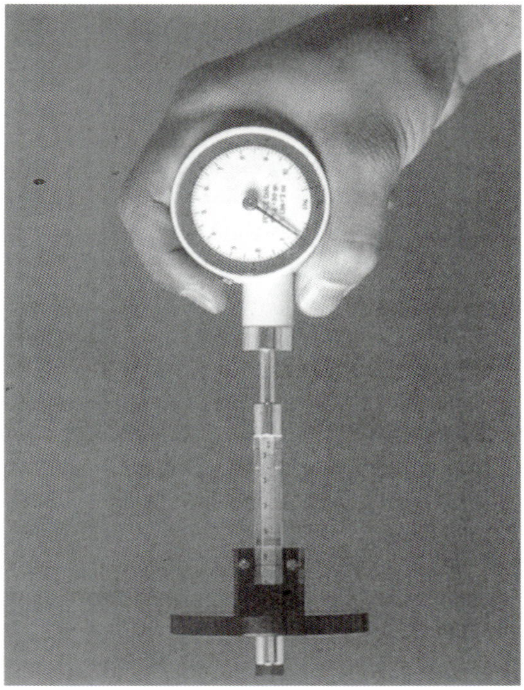

그림 6

조직 유연성 측정기

5. 전기 조직 저항 측정

표면 쪽에 존재하는 근육의 통증 유발점은 전기 조직 저항 측정이 가능하다. 대부분 전기 조직 저항이 통증 유발점에서는 낮아진다. 성공적인 치료를 통해 이 값은 다시 올라갈 수 있다.[22)]

6 주요 유발 근육

빈번한 유발 근육은 몸의 자세를 담당하는 근육과 씹는 것을 담당하는 근육으로 이루어져 있다. 진단과 치료를 위해 가장 중요한 유발 근육들을 작용, 해부학(이는 곳, 닿는 곳), 신경 지배, 가장 중요한 통증 유발점들과 유발 부위, 연관통 부위, 해당 근육의 특징적 증상을 중심으로 아래에 설명하였다.

1. 머리 부분과 씹는 부분

1) 깨물근(교근 : masseter m.)(그림 7)

앞뒤로 배열되어 있는 두 층으로 구성되며, 외층이 더 길고 넓다.

작용 : 아래턱을 올린다.

이는곳 : ▷얕은 부분 : 광대활(권골궁 : zygomatic arch)의 앞쪽과 가운데 부분, ▷깊은 부분 : 광대활의 가운데와 뒷부분

닿는곳 : ▷얕은 부분 : 턱뼈각(하악각 : mandibular angle)과 근육돌기의 가쪽면, ▷깊은 부분 : 턱뼈가지(하악지 : ramus of mandible)의 위쪽 절반

신경 지배 : 깨물근신경〔교근신경 : masseteric n.(mandibulae n., V.3)〕

통증 유발점 : ▷얕은 부분 : 광대활의 아래쪽과 턱뼈각의 이는곳 앞부분의 통증 유발점 사슬, ▷깊은 부분 : 광대활 뒷부분의 이는곳

연관통 : 위턱과 아래턱으로 방사되며 위로는 측면 눈구석에까지 이른다. 귀의 통증

전형적 증상 : 귀의 통증, 얼굴 통증, 이 갈이(입을 최대한 벌리는 것이 제한됨)

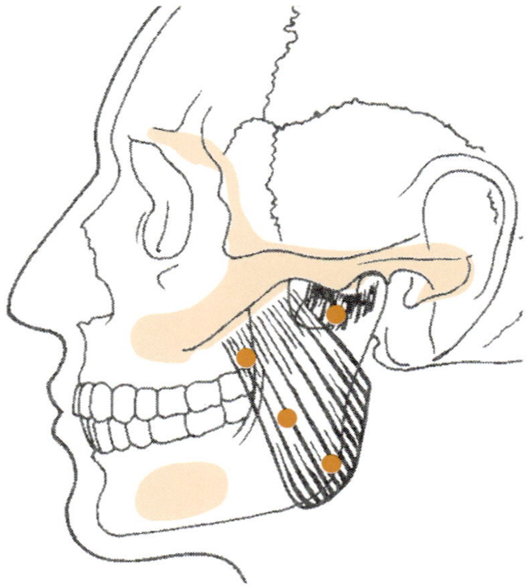

그림 7

깨물근(교근)의 통증 유발점과 연관통 부위

2) 관자근(측두근 : temporalis m.)(그림 8)

작용 : 아래턱을 들어 약간 뒤로 끌어당긴다.

이는곳 : 아래관자선(하측두선 : inferior temporal line), 관자우묵(측두와 : temporal fossa)의 가운데 벽과 앞쪽 벽의 윗부분, 관자근막(측두근막 : temporal fascia)과 광대활(권골궁)의 가운데 면

닿는곳 : 앞쪽의 근육섬유는 수직 방향으로 달리며, 뒤쪽의 근육섬유는 거의 수평으로 달리다가 급하게 굽는다. 모든 근육섬유는 아래턱뼈의 근육돌기(coronoid process)에서 모여 가운데 측면에서 아래로 내려온다. 힘줄은 가쪽면에서 거의 근육 높이의 반까지 가시처럼 솟는다.

신경 지배 : 아래턱신경의 깊은관자가지〔심측두신경 : Deep temporal n.(mandi-

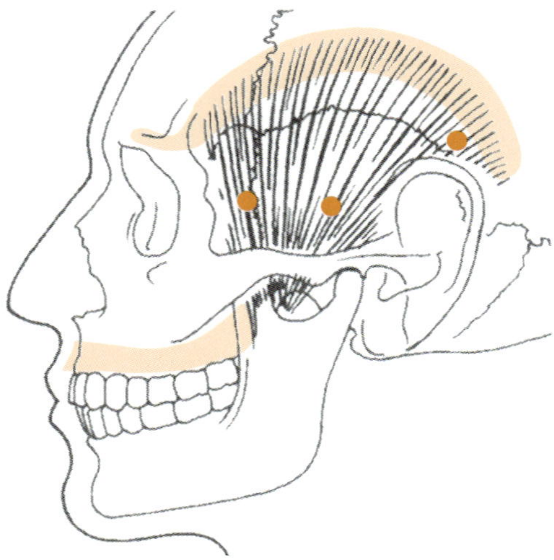

그림 8

관자근(측두근 : temporalis m.)의 통증 유발점과 연관통 부위

bularis n., V.3)].

통증 유발점 : 관자오목(측두와)의 이는곳에 근접

연관통 : 근육 위 관자우묵의 윗부분, 아래쪽을 향하며 위턱 쪽을 향한다.

전형적 증상 : 심한 치통, 각각의 치아에 제한된다. 예를 들어 앞쪽의 통증 유발점은 앞니에, 가운데의 통증 유발점은 앞어금니(소구치)에, 뒤쪽의 통증 유발점은 어금니(대구치)에 제한된다.

3) 가쪽날개근(외측익돌근 : lateral pterygoid m.)(그림 9)

작용 : 아래턱뼈를 앞쪽으로 끌어 당긴다. 한쪽만 작용하면 반대쪽으로 끌어 당긴다.

이는곳 : 2개의 갈래가 있다. 위쪽의 작은 갈래는 나비뼈큰날개(greater wing sphenoid)의 관자면, 다른 아래쪽 작은 갈래는 위턱뼈 가쪽 날개판의 가쪽면에 둥글게 있다.

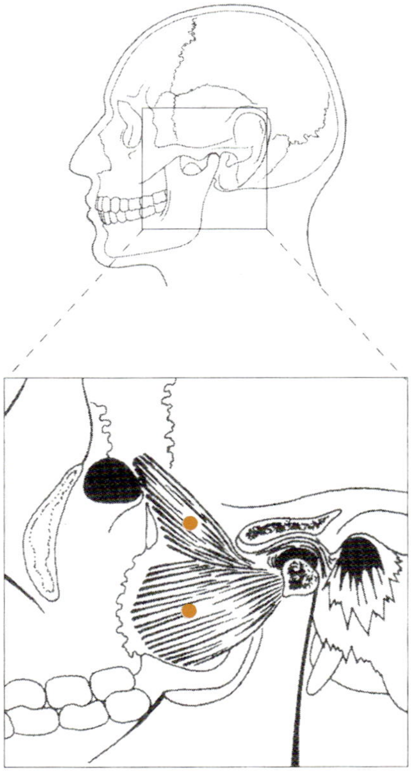

그림 9a

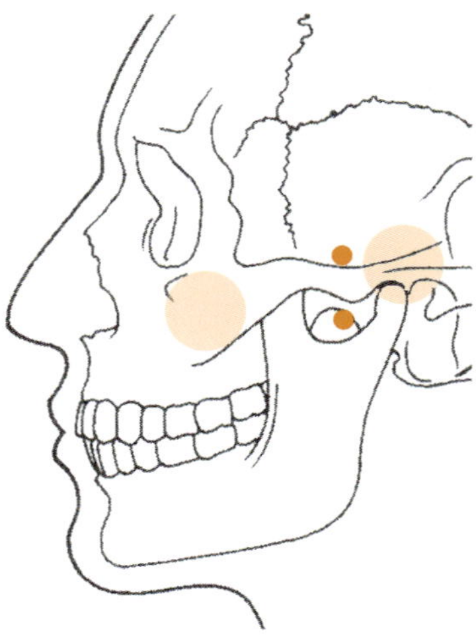

그림 9b

가쪽날개근(외측익돌근 : lateral pterygoid m.)의 통증 유발점과 연관통 부위

닿는곳 : 근육섬유들은 뒤쪽으로 모여 날개근오목(pterygoid fovea)과 아래턱뼈 관절돌기의 가쪽과 뒤쪽으로, 또는 아래턱관절의 관절주머니(articular capsule)와 관절원반(articular disc)의 앞쪽 면으로 달린다.

신경 지배 : 아래턱신경의 가쪽날개근가지〔외측익돌근신경 : lateral pterygoid n.(mandibulae n., V.3)〕

통증 유발점 : 입을 벌렸을 때 광대활의 위쪽과 아래쪽

연관통 : 위턱굴(상악동 : maxillary sinus)과 턱관절 부분

4) 안쪽날개근(내측익돌근 : medial pterygoid m.)(그림 10)

작용 : 아래턱을 내밀고 올린다. 한쪽만 작용하면 반대쪽 방향으로 끌어 당긴다.

이는곳 : 날개근오목, 날개판의 가쪽판, 입천장뼈의 날개패임돌기의 일부

닿는곳 : 평행한 근육섬유가 있으며, 아래쪽과 뒤쪽 그리고 턱뼈각(mandibular angle)과 그 주변의 가운데 면의 가쪽으로 달린다.

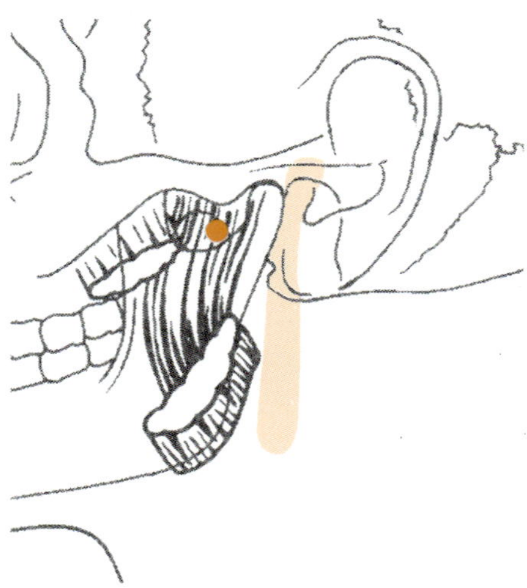

그림 10

안쪽날개근(내측익돌근 : medial pterygoid m.)의 통증 유발점과 연관통 부위

신경 지배 : 아래턱신경의 안쪽날개근신경〔내측익돌근신경 : medial pterygoid n.(mandibulae n., V.3)〕

통증 유발점 : 가운데의 아래턱뼈각

연관통 : 귀, 턱관절, 아래턱뼈각 부분의 통증

2. 목 뒤와 어깨 부분

1) 머리널판근(두판상근 : splenius capitis m.)(그림 11)

작용 : 얼굴을 같은 쪽으로 기울이고 반대쪽의 위쪽을 향하도록 머리를 돌린다. 양쪽이 같이 작용하여 머리를 뒤쪽으로 굽힌다.

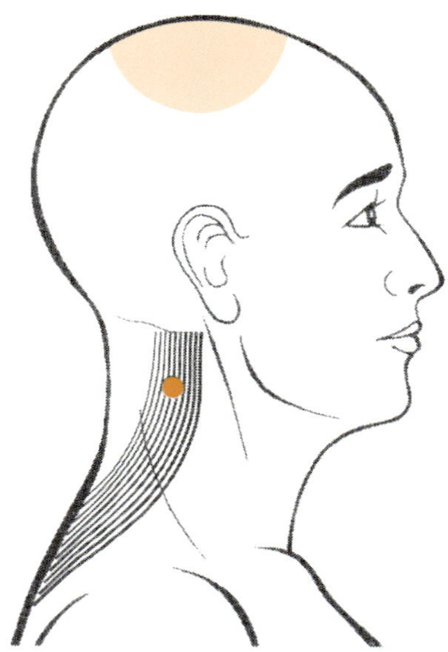

그림 11

머리널판근(두판상근 : splenius capitis m.) 윗부분의 통증 유발점과 연관통 부위

이는곳 : C3–7번째 목뼈(경추 : cervical vertebra) 높이의 가시끝인대(supraspinous ligament), T1–2번째 등뼈(흉추 : thoracic vertebra)의 가시돌기(spinous process)

닿는곳 : 근육섬유들은 어느 정도 모여서 위를 향해 가쪽으로 뻗으며 두껍고 짧은 힘줄로 꼭지돌기(유양돌기)와 위목덜미선에 닿는다.

신경 지배 : 목신경 C1–4 뒤가지의 가쪽가지(V)

통증 유발점 : 근육 윗부분 꼭지돌기의 닿는곳에 인접

연관통 : 머리덮개뼈(calvaria) 가운데 선에서 약간 가쪽(동측), 목 뒤에서 닿는곳 위쪽

전형적 증상 : 머리 속이 터질 듯한 강렬하게 지속되는 두통의 느낌

2) 목널판근(경판상근 : splenius cervicis m.)(그림 12)

작용 : 목뼈를 뒤쪽으로 그리고 가쪽으로 굽히며, 머리널판근이 머리를 돌리듯 위쪽 C2와 C3 목뼈를 돌린다.

이는곳 : C3–6 등뼈의 가시돌기와 가시사이인대

닿는곳 : 2–3개의 첨두를 통해 목뼈 위쪽 C2와 C3 가로돌기의 뒤결절에 닿는다.

신경 지배 : 머리널판근의 경우와 같다.

통증 유발점 : 목뼈 위쪽 C2와 C3 가로돌기의 근육이 닿는곳에 인접

연관통 : 목 뒷부분과 머리덮개뼈 부분까지

전형적 증상 : 목 뒷부분의 경화

3) 목반가시근(경반극근 : semispinalis cervicis m.)(그림 13)

작용 : 머리를 뒤쪽으로 끌어 당기고 얼굴을 반대쪽으로 올린다.

이는곳 : 위쪽 6 등뼈의 가로돌기, 아래쪽 3–4 목뼈 가로돌기의 가지, 가장 위쪽 등뼈와 가장 아래쪽 목뼈의 가시돌기

닿는곳 : 근육섬유는 평행하게 위쪽으로, 그리고 뒤통수뼈 비늘의 목덜미 면 가운데 둘째–다섯째 목뼈의 가시돌기에 붙는다.

신경 지배 : 척수신경 T1–4 뒤가지의 가쪽가지

통증 유발점 : 위쪽 등뼈와 아래쪽 C3와 C4 목뼈의 가로돌기, 닿는곳에 인접한 근육의 윗부분

연관통 : 목 뒤에서 머리덮개뼈까지, 머리덮개뼈 두통

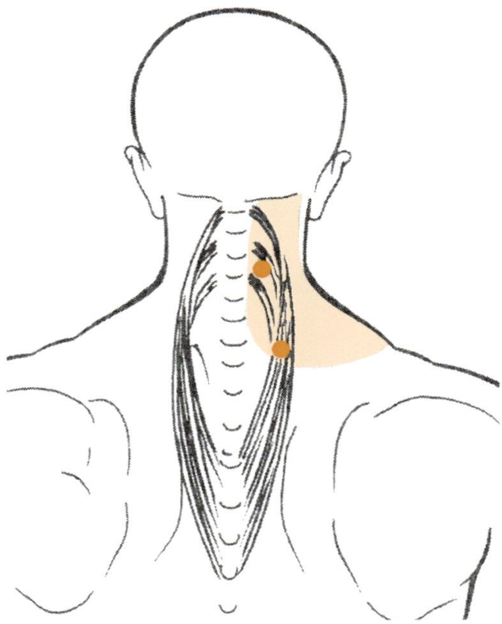

그림 12

목널판근(경판상근 : splenius cervicis m.)의 통증 유발점들과 연관통 부위

전형적 증상 : 목 뒷부분의 경화, 머리가 터질 것 같은 느낌

4) 목빗근(흉쇄유돌근 : sternocleidomastoid m.)(그림 14a, b)

작용 : 한쪽으로 작용하여 머리를 돌리고 굽힌다. 양쪽으로 작용하여 머리를 굽히고 고정된 머리에서 빗장뼈(쇄골)와 복장뼈(흉골)를 올린다.

이는곳 : 2개의 갈래 중 안쪽 갈래는 부분적으로 복장빗장관절(sternoclavicular joint), 즉 복장뼈자루(manubrium of sternum) 앞면에 조금 긴 힘줄로 덮으며, 가쪽 갈래는 빗장뼈 윗면에 짧은 힘줄로 덮는다. 양 갈래 사이에 작은빗장위오목에 상응하는 밑이 더 넓은 삼각형의 틈새가 자주 남는다.

닿는곳 : 가쪽 갈래는 안쪽 갈래보다 급격하게 달리며 안쪽 갈래 밑으로 들어간다.

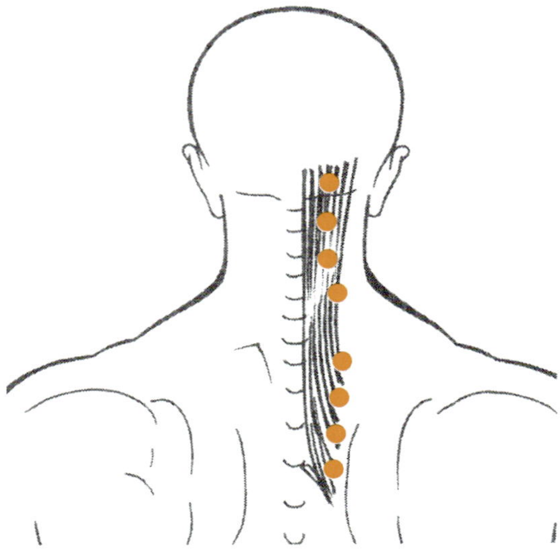

그림 13

목반가시근(경반극근 : semispinalis cervicis m.)의 통증 유발점들

양 갈래는 대략 목의 가운데에서 합쳐지며, 위쪽 뒤의 가쪽 방향으로 비스듬히 나아가며, 꼭지돌기의 가쪽면과 위목덜미선에 짧은 힘줄로 고정된다.

신경 지배 : 더부신경(accessory n.)과 작은뒤통수신경(소후두신경 : lesser occipital n.)의 가지(C2)

통증 유발점 : 안쪽 갈래에서는 근육 위쪽과 가운데의 사슬, 가쪽 갈래에서는 뒤쪽 가장자리이며, 가장 중요한 점들은 가운데 부분에 존재한다.

연관통 : 안쪽 갈래에서는 얼굴과 목까지, 가쪽 갈래에서는 이마까지이며, 가끔씩 반대쪽으로

전형적 증상 : 편두통, 이명(귀울림), 히스테리

주사기술 : 머리를 해당하는 쪽으로 숙이고 얼굴은 반대쪽으로 돌린다. 주사를 위한 안전한 위치를 보장하기 위해 엄지와 검지를 이용해 근육을 들어 올린다.

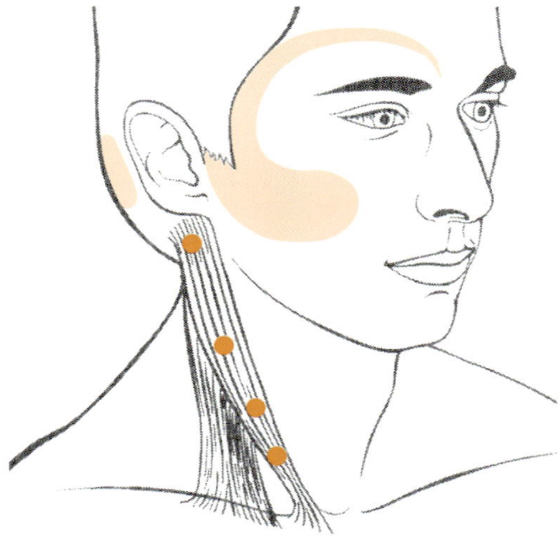

그림 14a

목빗근(흉쇄유돌근 : sternocleidomastoid m.)의 빗장뼈 부위의 통증 유발점과 연관통 부위

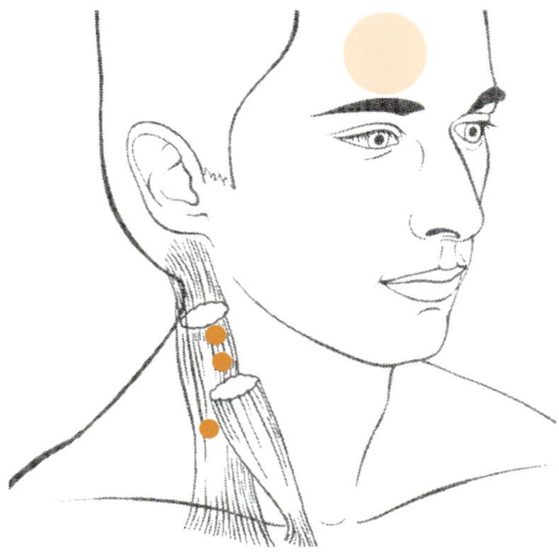

그림 14b

목빗근의 복장뼈 부위의 통증 유발점과 연관통 부위

5) 목갈비근육(사각근 : scalene muscles)

주(註) : 팔신경얼기(완신경총 : brachial plexus)가 목갈비 틈새를 통해 지나가기 때문에 경직된 목갈비근육과 해부학적 비정상(목갈비)은 신경 감돈(incarceration) 또는 흉곽출구 증후군(thoracic outlet syndrome)을 일으킬 수 있다. 외과 수술 치료의 결과는 대부분 만족스럽지 못하다. 따라서 보존적 대처방안, 즉 통증 유발점 치료법과 스트레칭이 더 적당하다.

a. 앞목갈비근(전사각근 : scalenus anterior m.)(그림 15a)

작용 : 고정된 목뼈에서 첫번째 갈비뼈를 올린다. 고정된 첫번째 갈비뼈에서 목뼈를 앞의 가쪽으로 굽힌다. 반대쪽과 함께일 때는 단지 앞쪽으로만 굽힌다.

이는곳 : 4개의 힘줄 융기를 가지고 세번째에서 여섯번째 목뼈 가로돌기의 앞결절

닿는곳 : 아래쪽으로, 그리고 앞쪽은 짧은 힘줄로 첫번째 갈비뼈의 앞목갈비근결절

신경 지배 : 팔신경얼기의 직접 가지〔(C4) C5–7〕

통증 유발점 : 네번째에서 여섯번째 목뼈 가로돌기의 앞쪽 융기 이는곳에 인접

연관통 : 어깨관절, 위팔과 아래팔의 앞면을 따라 엄지까지

전형적 증상 : 다른 목갈비근육과 함께 작용하여 찬 손, 흉곽출구 증후군 통증, 근육 약화, 무감각

b. 중간목갈비근(중사각근 : scalenus medius m.)(그림 15b)

작용 : 고정된 목뼈에서 첫번째 갈비뼈를 들고 고정된 첫번째 갈비뼈에서 목뼈를 가쪽으로 굽힌다.

이는곳 : 6(7)개의 첨두(oxycephaly)를 가지고 앞쪽의 융기와 (첫번째)두번째에서 일곱번째 목뼈의 가로돌기 뒤결절

닿는곳 : 아래쪽과 가쪽으로(빗장밑근고랑 뒤쪽의) 첫번째 갈비뼈 가쪽면으로

신경 지배 : 목신경얼기와 팔신경얼기의 직접 가지〔(C4) C5–8〕

통증 유발점 : 첫번째 갈비뼈의 닿는곳에 인접

연관통 : 어깨관절, 위팔과 아래팔의 노쪽(radial) 면을 따라 첫번째와 두번째 손가락까지

전형적 증상 : 왼쪽에 협심증(angina pectoris)류의 통증

c. 뒤목갈비근(후사각근 : scalenus posterior m.)(그림 15c)

작용 : 고정된 첫번째 갈비뼈에서 목뼈를 가쪽으로 굽히며 두번째 갈비뼈를 들어 올

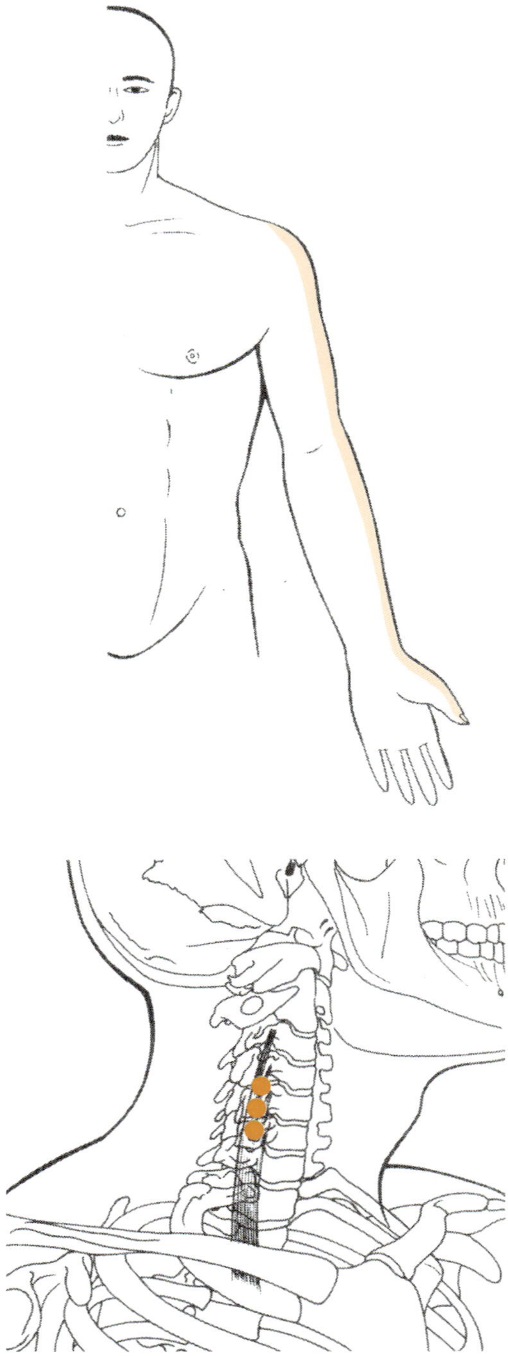

그림 15a

앞목갈비근(전사각근 : scalenus anterior m.)의 통증 유발점과 연관통 부위

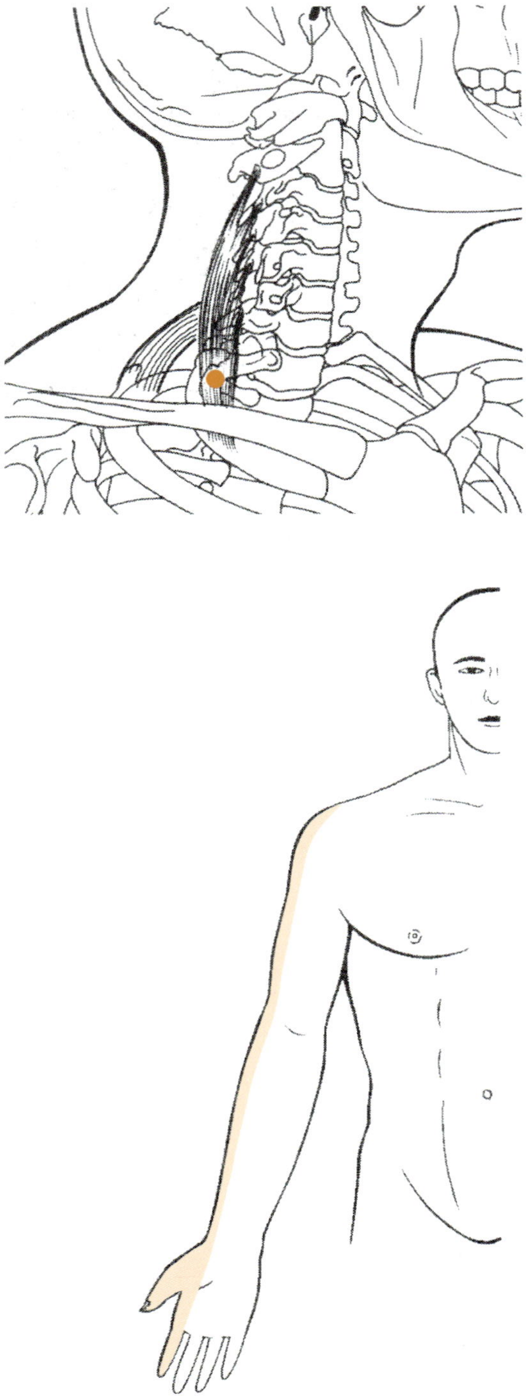

그림 15b

중간목갈비근(중사각근 : scalenus medius m.)의 통증 유발점과 연관통 부위린다.

이는곳 : 2–3개의 첨두를 통해 목뼈 아래쪽 두번째와 세번째 가로돌기의 뒤결절

닿는곳 : 아래쪽과 가쪽으로 두번째 갈비뼈의 가쪽면

신경 지배 : 팔신경얼기(brachial plexus)의 직접 가지(C7 또는 C8)

통증 유발점 : 두번째 갈비뼈의 닿는곳에 인접한 힘살(belly)

연관통 : 어깨관절과 어깨뼈, 그리고 위팔의 뒷면을 따라서

전형적 증상 : 다른 목갈비근와 함께 작용하여 흉곽출구 증후군 통증을 일으킨다.

6) 등세모근(승모근 : trapezius m.)(그림 16a~c)

작용 : 어깨뼈를 척추 쪽으로 끌어 당기고 안쪽각(angulus medialis)이 가운데로, 어깨뼈 봉우리가 위쪽과 가운데로, 아래각(angulus inferior)이 약간 바깥쪽과 앞쪽으로 나오도록 어깨뼈를 돌린다. 고정된 어깨뼈에서는 머리를 뒤쪽으로 끌어 당기고 얼굴과 함께 머리를 반대쪽으로 약간 돌린다.

이는곳 : 널힘줄로 위목덜미선, 바깥뒤통수뼈융기(external occipital protuberance), 목덜미인대(nuchal ligament), 가시끝인대(supraspinous ligament)에서 열두번째 등뼈까지. 널힘줄섬유는 반대쪽 널힘줄섬유와 연결되어 있고 솟을뼈〔vertebrae prominens(C7)〕 주위에서 더 길며, 그곳에서 함께 능형(菱形)의 힘줄띠를 형성한다.

닿는곳 : 위쪽 근육섬유는 비스듬히 아래쪽으로 그리고 어깨뼈 봉우리의 앞쪽으로 닿고, 가운데 근육섬유는 어깨뼈 봉우리와 어깨뼈가시를 가로지르며, 아래쪽 근육섬유는 비스듬히 위쪽으로 그리고 작은 삼각형의 평편한 힘줄로 어깨뼈가시의 가운데 부분에 닿는다.

신경 지배 : 더부신경과 목신경얼기의 가지(C2–4)

통증 유발점 : 근육의 윗부분 C2–4의 가로돌기, 큰마름뼈(trapezium) 모서리(어깨 부분에서 가장 높은 점), Th8–12의 양쪽, 어깨뼈 봉우리 부분

연관통 : 가장 높은 통증 유발점에서 확산되는 뒤통수(후두) 통증, 큰마름뼈 모서리점의 어깨 부분과 관절, 목 뒤와 어깨 부분

전형적 증상 : 머리를 돌릴 때 어려움을 느낌(머리 회전을 제한하는 동측의 통증 유발점), 흉각 유연성 증가, 깊은 호흡의 제한, 큰마름뼈 모서리와 마름근육은 가수와 배우들에게 특히 중요한 유발 근육이다.

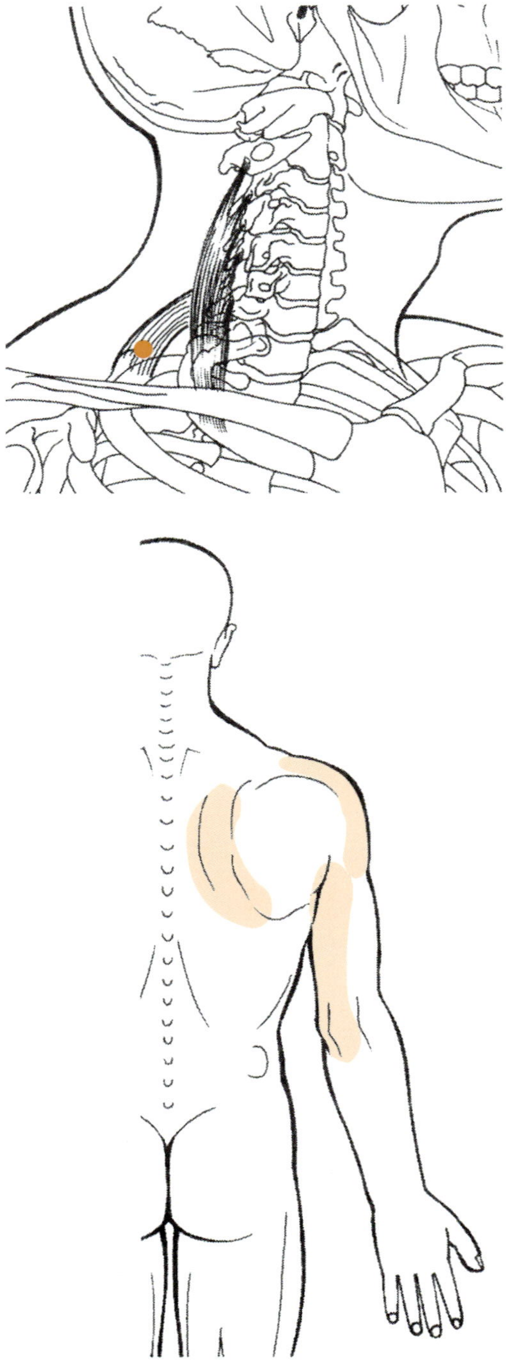

그림 15c

뒤목갈비근(후사각근 : scalenus posterior m.)의 통증 유발점과 연관통 부위

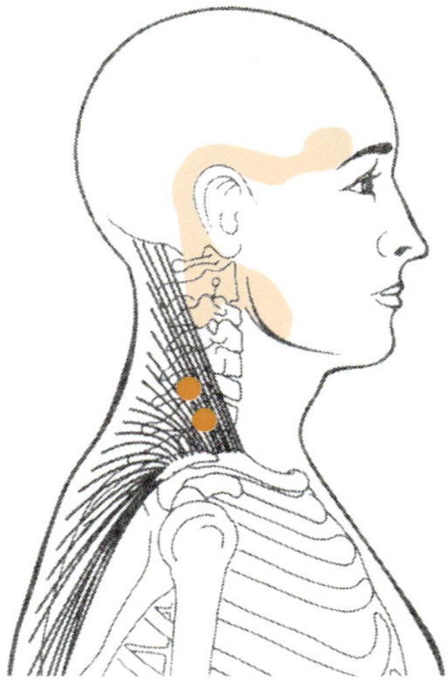

그림 16a

등세모근(승모근 : trapezius m.) 위쪽 가장자리의 통증 유발점과 대표적 연관통 부위

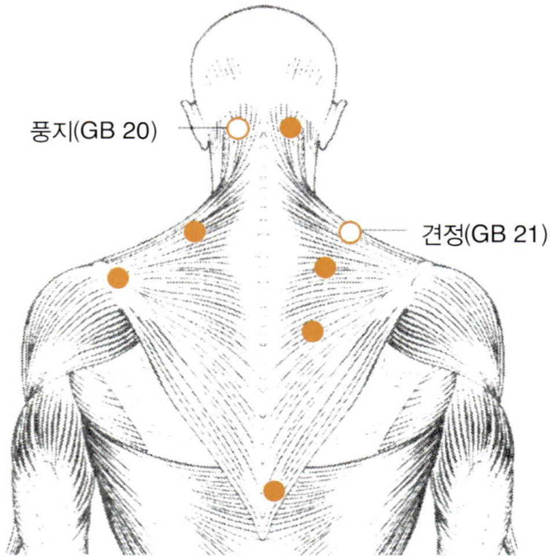

그림 16b

등세모근의 대표적 통증 유발점

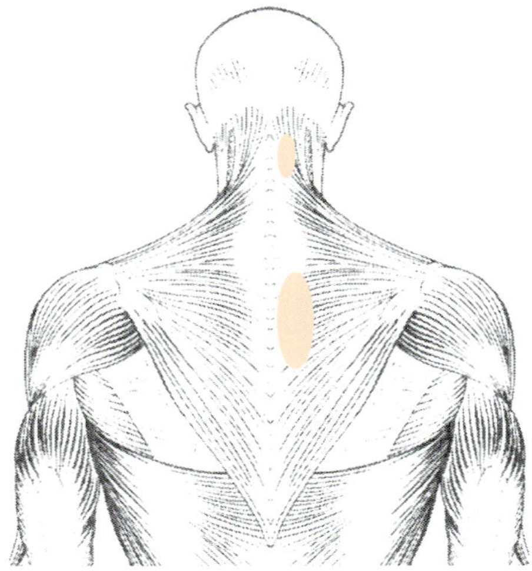

그림 16c

등세모근 아래쪽 통증 유발점의 연관통 부위

7) 어깨올림근(견갑거근 : levator scapulae m.)(그림 17a, b)

작용 : 어깨뼈를 가운데로 그리고 위쪽으로 끌어 당기며, 아래각(angulus inferior)이 강하게 가운데로 그리고 위쪽으로, 어깨뼈 봉우리가 덜 강하게 위쪽과 약간 가쪽으로 움직이도록 어깨뼈를 돌린다. 고정된 어깨뼈에서는 목뼈를 동일한 면을 향해 굽히면서 약간 돌린다.

이는곳 : 4개의 힘줄 첨두를 가지며 첫번째에서 네번째 목뼈 가로돌기의 뒤결절

닿는곳 : 근육섬유는 평행하게 아래 뒤쪽과 가쪽으로 척추골(vertebra) 모서리 어깨뼈의 위쪽으로 달린다.

신경 지배 : 목신경얼기의 가지와 등쪽어깨신경〔(C2) C3-5〕

통증 유발점 : 척추골 모서리 어깨뼈의 닿는곳에 인접. 두번째에서 네번째 목뼈 가로돌기의 뒤쪽 결절

연관통 : 목 뒤에서 눈구석까지

전형적 증상 : 어깨 들림, 무거운 물건을 옮기거나 들어 올리면 통증이 발생한다.

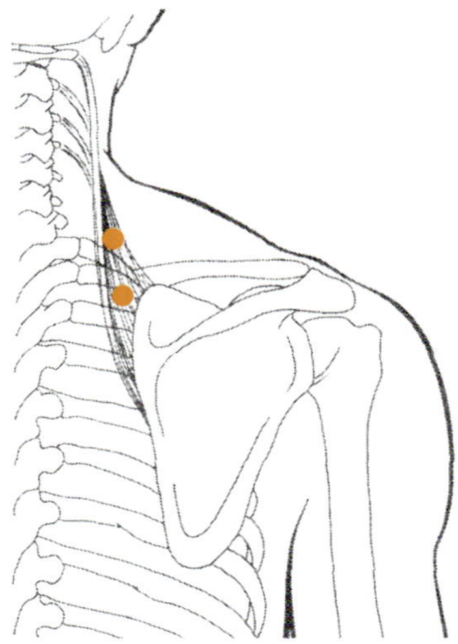

그림 17a

어깨올림근(견갑거근 : levator scapulae m.)의 통증 유발점

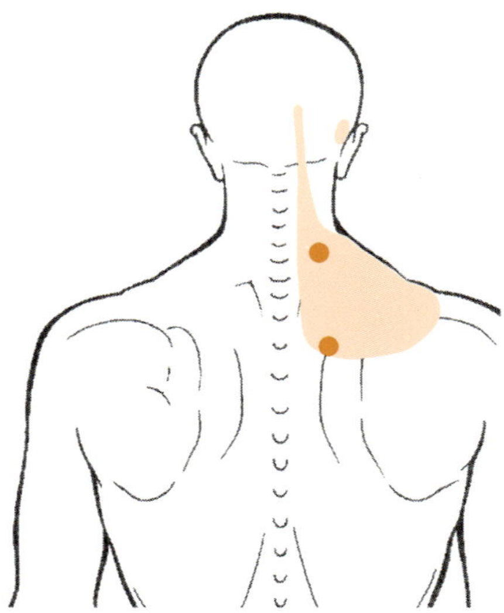

그림 17b

어깨올림근 통증 유발점의 연관통 부위

8) 가시위근(극상근 : supraspinatus m.)(그림 18)

작용 : 위팔을 가쪽으로 들어 올린다.

이는곳 : 가시위오목(supraspinous fossa)과 가시위근막(supraspinous fascia)

닿는곳 : 근육섬유들은 가쪽으로 모이고 힘줄을 통해 위팔뼈(상완골 : humerus)의 큰결절에 닿는다. 그곳에서 관절주머니와 융합된다.

신경 지배 : 어깨위신경(C4) C5(C6)

통증 유발점 : 근육의 가운데(어깨 가시위오목), 가운데 가장자리

연관통 : 어깨관절, 위팔과 아래팔의 노쪽(radial) 면을 따라 목 뒤와 뒷머리

전형적 증상 : 위팔을 가쪽으로 드는 것이 제한된다(벌림).

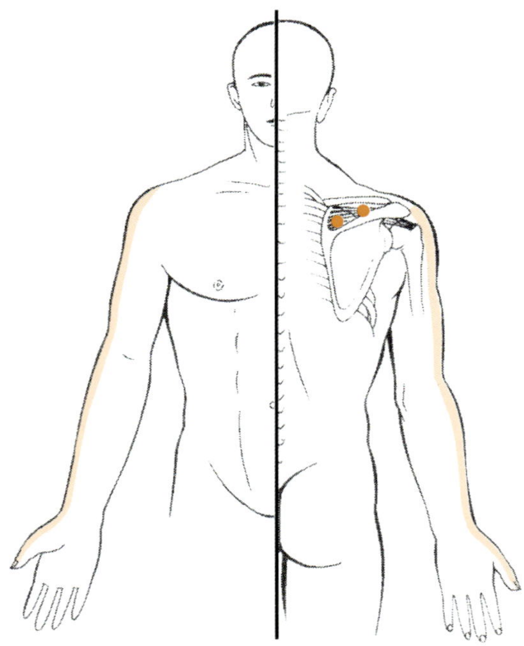

그림 18

가시위근(극상근 : supraspinatus m.)의 통증 유발점과 연관통 부위

9) 가시아래근(극하근 : infraspinatus m.)(그림 19, 20)

작용 : 위팔을 바깥쪽으로 돌린다.

이는곳 : 가시아래오목(infraspinous fossa)

닿는곳 : 근육섬유들은 가쪽으로 모이고 강한 인대를 통해 위팔뼈(상완골)의 큰결절에 닿는다. 그곳에서 관절주머니와 융합된다.

신경 지배 : 어깨위신경(C4) C5(C6)

통증 유발점 : 가장 빈번한 통증 유발점들은 근육 아랫부분의 닿는곳에 인접해 있다. 다른 통증 유발점들은 어깨뼈가시 가장자리 아래쪽에 사슬을 형성한다.

연관통 : 어깨 앞뒤 가쪽 측면(어깨세모근, 위팔두갈래근), 겨드랑이의 앞쪽 가장자

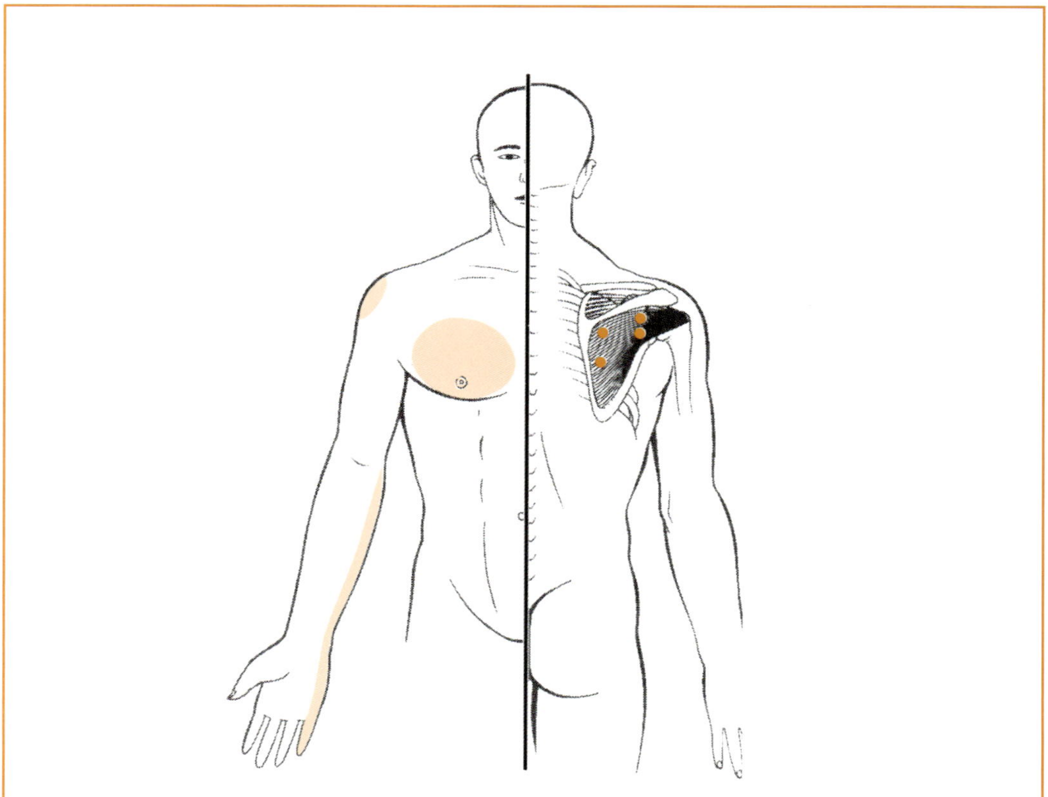

그림 19

가시아래근(극하근 : infraspinatus m.)의 통증 유발점과 연관통 부위

리, 아래팔의 노쪽(radial) 면에서 새끼손가락까지, 가끔씩 흉간의 앞쪽 벽(협심증 류의 통증)

전형적 증상 : 자쪽 손가락이 경직되고 위팔을 바깥쪽으로 돌리는 것이 어렵다.

10) 큰원근(대원근 : teres major m.)(그림 21)

작용 : 팔을 안쪽과 뒤쪽으로 끌어 당긴다.

이는곳 : 어깨뼈 아래각 가쪽모서리

닿는곳 : 근육섬유들은 평행하게 위쪽 그리고 가쪽으로 달린다. 강한 힘줄을 통해 작은결절능선(crest of lesser tubercle)으로 달린다.

신경 지배 : 어깨밑신경(C6-7)

통증 유발점 : 이는곳, 위팔뼈의 뒤쪽 벽

연관통 : 등쪽 가쪽 어깨, 등쪽 아래팔

전형적 증상 : 등쪽으로 향하는 팔 모음이 통증 때문에 제한된다.

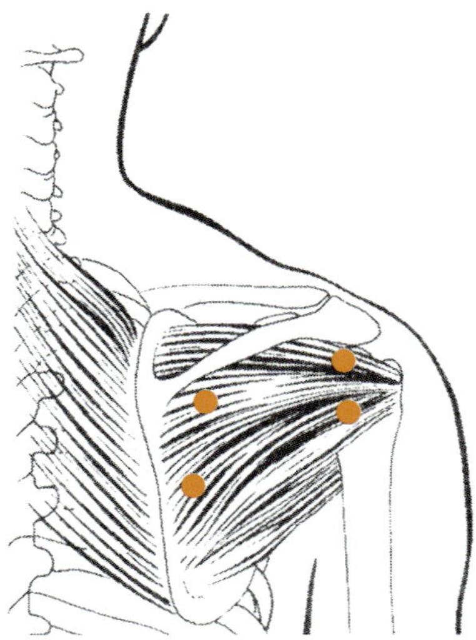

그림 20

가시아래근(극하근 : infraspinatus m.)의 통증 유발점

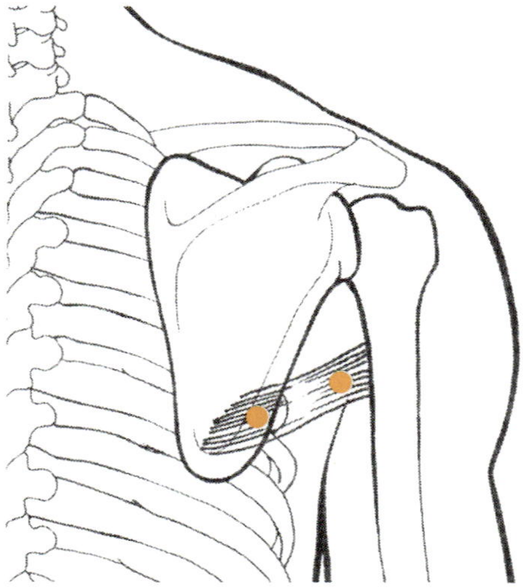

그림 21

큰원근(대원근 : teres major m.)의 통증 유발점

11) 작은원근(소원근 : teres minor m.)(그림 22)

작용 : 위팔을 바깥쪽으로 돌린다.

이는곳 : 가시아래오목, 어깨뼈 가쪽모서리의 중간에 인접

닿는곳 : 근육섬유들은 평행하게 측면으로 달리며, 짧은 힘줄을 통해 관절주머니와 융합되어 큰결절에 고정된다.

신경 지배 : 겨드랑신경(C5) C6(C7)

통증 유발점 : 닿는곳, 큰결절에 인접

연관통 : 등쪽 가쪽의 위팔

전형적 증상 : 팔을 바깥쪽으로 회전하는 것이 통증 때문에 제한된다.

12) 어깨세모근(삼각근 : deltoid m.)(그림 23)

작용 : 가운데 부분이 어깨관절에서 위팔을 가쪽으로 들어 올린다. 앞부분이 팔을

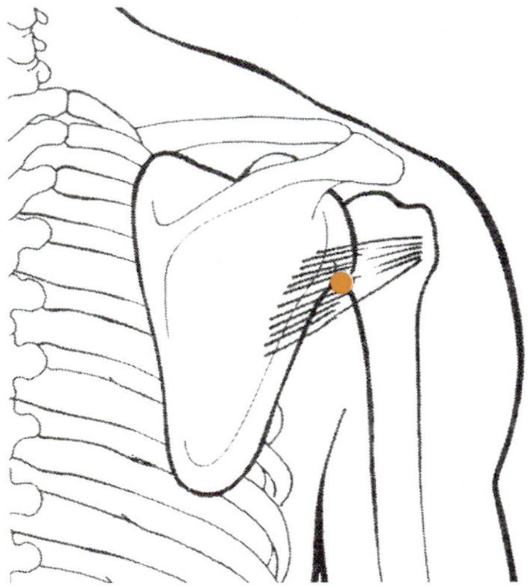

그림 22

작은원근(소원근 : teres minor m.)의 통증 유발점

앞으로 끌어 당기고 뒷부분은 뒤로, 양쪽에서 같이 팔을 가운데로 끌어 당긴다.

이는곳 : 살을 통해 빗장뼈(봉우리 쪽 1/3)와 어깨뼈 봉우리에서, 힘줄을 통해 어깨뼈가시에서 가시아래근막과 결합된다.

닿는곳 : 앞쪽과 뒤쪽의 근육섬유는 거의 직선으로 아래쪽 그리고 가쪽으로 달린다. 가운데는 활 모양으로 위팔뼈 큰결절을 지나 아래쪽으로, 가운데 부분은 여러 겹의 날개 모양으로 되어 있다. 모든 근육섬유는 큰가슴근이 닿는곳의 가쪽 그리고 아래쪽의 위팔뼈 세모근 거친면으로 모이며, 간혹 안쪽 면을 부분적으로 덮는 힘줄판으로 달린다.

신경 지배 : 겨드랑신경 C5(C6)

통증 유발점 : 어깨뼈 봉우리 아래쪽, 뒤쪽 근육 부위

연관통 : 어깨세모근 부위, 가쪽 위팔

전형적 증상 : 팔을 벌리거나 들어 올리고, 수평으로 뒤로 굽히면 통증이 발생한다.

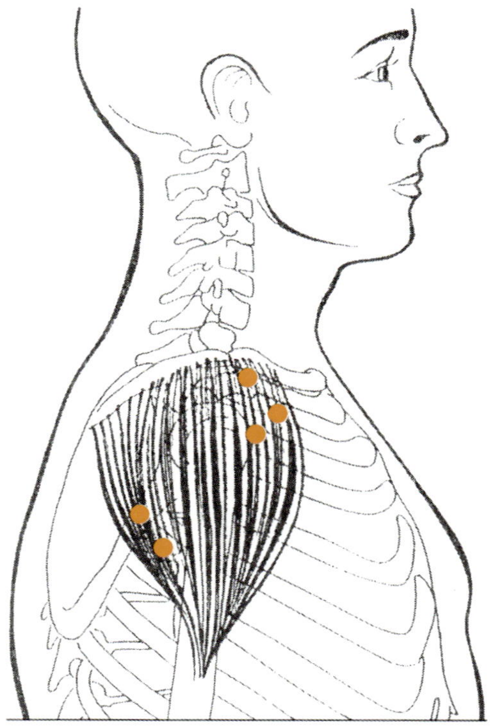

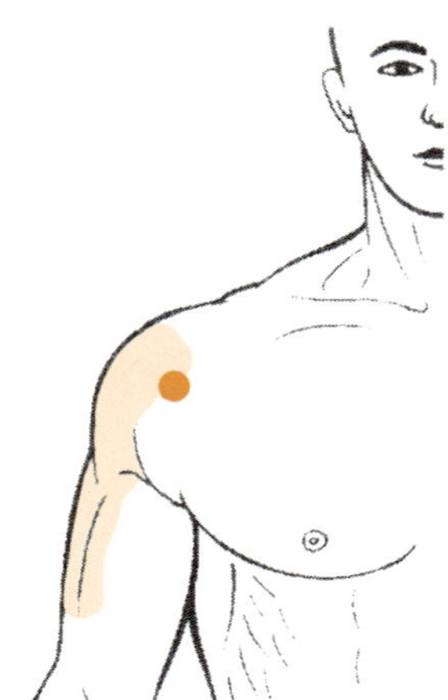

그림 23

어깨세모근(삼각근 : deltoid m.)의 통증 유발점들(위)과 연관통 부위(아래)

13) 큰마름근(대능형근 : rhomboid major m.)(그림 24)

작용 : 어깨뼈를 가운데로 그리고 위쪽으로 끌어 당긴다. 어깨뼈아래각(angulus inferior scapulae)이 강하게, 어깨뼈 봉우리는 덜 강하게 안쪽으로 그리고 위쪽으로 튀어나오게 어깨뼈를 돌린다.

이는곳 : 힘줄을 통해 첫번째에서 네번째 등뼈의 가시돌기와 가시사이인대

닿는곳 : 근육섬유들은 평행하게 아래쪽으로, 그리고 어깨뼈 모서리의 안쪽으로 달린다.

신경 지배 : 등쪽어깨신경(C5)

통증 유발점 : 가장 빈번한 통증 유발점들은 어깨뼈 모서리의 닿는곳에 인접한다. 다른 통증 유발점들은 가시돌기 가쪽에 사슬을 형성한다.

연관통 : 흉강 앞쪽 벽(협심증류의 통증, Tietze 증후군), 어깨뼈와 위쪽 등뼈 사이

전형적 증상 : 팔을 흔드는 운동이 통증 때문에 제한된다.

작은마름근(소능형근 : rhomboid minor m.)(그림 24)

'큰마름근' 과 거의 비슷하다.

위치 : 어깨뼈와 양 아래쪽 목뼈 가시돌기 사이 앞의 위쪽 가장자리에 바로 붙어 있다.

14) 빗장밑근(쇄골하근 : subclavius m.)(그림 25)

작용 : 빗장뼈(쇄골 : clavicle)를 아래쪽으로 그리고 앞쪽으로 끌어 당긴다.

이는곳 : 강한 힘줄을 통해 첫번째 갈비뼈(rib)와 첫번째 갈비뼈 연골의 앞쪽에서, 아주 가쪽으로 갈비빗장인대(costoclavicular ligament)에서

닿는곳 : 비스듬히 가쪽으로 그리고 위쪽으로 빗장뼈의 아래쪽 면에

신경 지배 : 빗장밑근신경(C5-6)

통증 유발점 : 이는곳의 가쪽

연관통 : 바닥쪽 위팔, 노쪽 아래팔 측면, 손가락(I~III)

15) 큰가슴근(대흉근 : pectoralis major m.)(그림 26a, b)

작용 : 위팔을 안쪽으로 그리고 앞쪽으로 끌어 당기고 안쪽으로 돌린다.

이는곳 : 빗장뼈의 안쪽 반쪽에서 3분의 2 부분까지(빗장 부분), 복장뼈(sternum)와 첫번째에서 여섯번째 갈비연골의 앞쪽(복장 부분), 배곧은근집(복직근초 : rectus

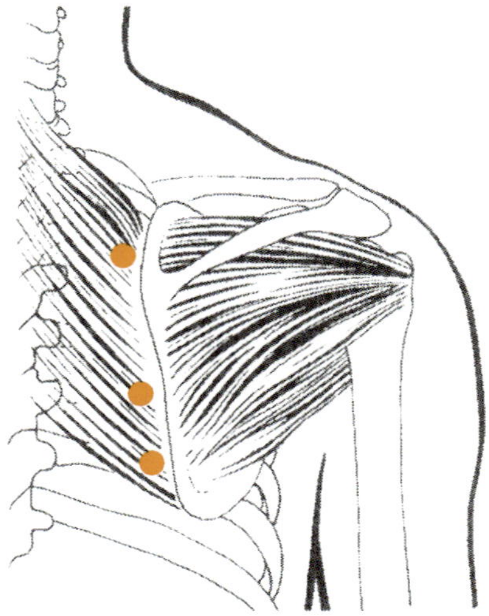

그림 24

큰마름근과 작은마름근의 통증 유발점

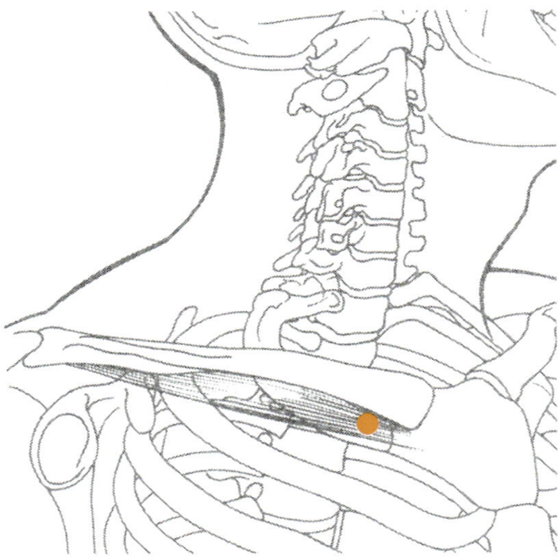

그림 25

빗장밑근(쇄골하근 : subclavius m.)의 통증 유발점들

sheath)의 앞층(배 부분)

닿는곳 : 근육섬유들은 가쪽으로 위팔뼈의 큰결절능선으로 뻗으며, 그곳에서 힘줄로 고정된다. 빗장 부분은 평행적 근육섬유들을 통해 최종 힘줄의 앞부분으로 달린다. 복장 부분은 대부분 위팔뼈에 부채 모양으로 부착되어 닿는곳 힘줄의 아래 뒤쪽에 있는 힘줄판으로 모인다. 복장 부분의 가장 아래쪽과 배 부분은 살짝 회전하여 큰결절능선의 닿는곳으로 달린다.

신경 지배 : 안쪽가슴근신경(C5) C6–8(Th1)

통증 유발점 : 세 분절에서 각각 2, 3개, 안쪽빗장뼈선의 가쪽, 추가적으로 다섯번째 갈비뼈의 아래쪽 가장자리 복장뼈 곁

연관통 : 빗장 부분에서는 앞쪽 어깨, 복장 부분에서는 위쪽 가슴 부위, 배 부분에서는 젖꽃판(유륜 : areola)

전형적 증상 : 엄지와 검지의 노쪽(radial)으로 방사되는 협심증류의 통증

16) 작은가슴근(소흉근 : pectoralis minor m.)(그림 27)

작용 : 어깨뼈가쪽각(angulus lateralis scapulae)을 아래쪽으로 그리고 앞쪽으로 끌어 당긴다. 어깨뼈가 고정되면 고정된 갈비뼈를 들어 올린다(호흡 보조 근육)

이는곳 : 4 또는 3개의 최고점을 가지며(두번째), 세번째에서 다섯번째 갈비뼈의 위모서리 바깥쪽

닿는곳 : 어깨뼈 부리돌기(coracoid process)

신경 지배 : 안쪽가슴근신경〔C7–8(–Th1)〕

통증 유발점 : 가쪽 위쪽 흉벽의 근육

연관통 : 유발 부위 둘레에서 국소적으로, 자쪽 세 손가락까지 방사

전형적 증상 : 협심증류의 통증 호소

3. 팔

1) 긴노쪽손목폄근(장요측수근신근 : extensor carpi radialis longus m.)(그림 28)

작용 : 손목을 펴고 손목을 똑바로 벌린다.

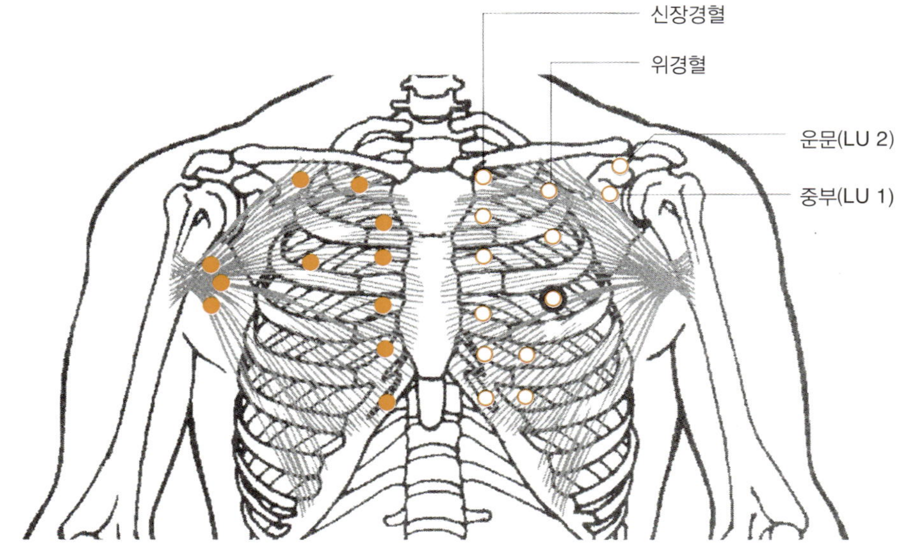

그림 26a

큰가슴근(대흉근 : pectoralis major m.)의 통증 유발점(●)과 경혈(○)

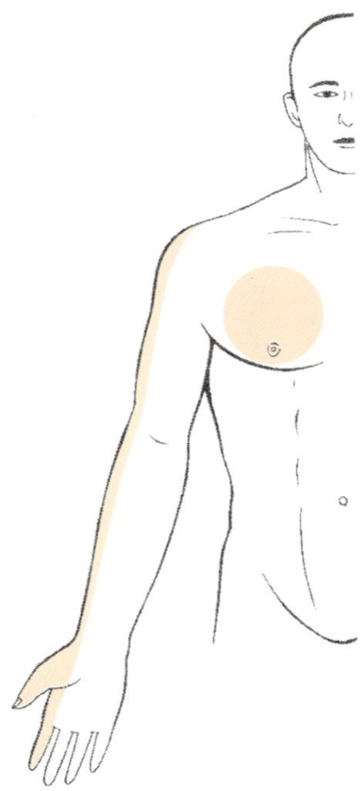

그림 26b

큰가슴근의 연관통 부위

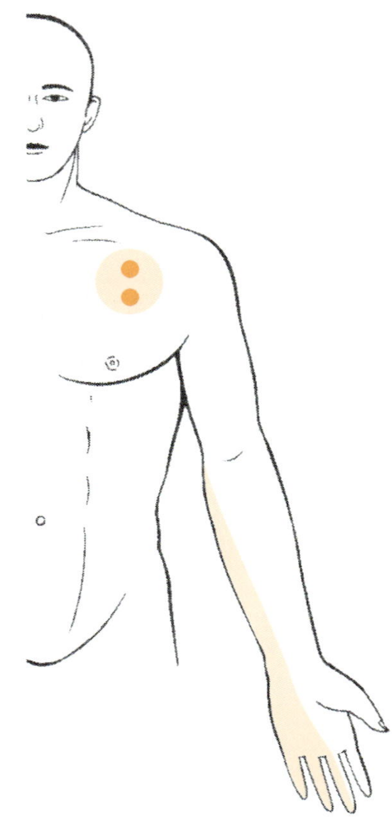

그림 27

작은가슴근(소흉근 : pectoralis minor m.)의 통증 유발점과 연관통 부위

이는곳 : 위팔뼈의 가쪽모서리, 가쪽위관절융기, 가쪽근육사이막

닿는곳 : 근육섬유는 먼쪽(distal)으로 달리며 아래팔의 가운데에서 등쪽손목인대와 둘째 손허리뼈바닥의 등쪽으로 달린 긴 힘줄판으로 모인다. 근육섬유는 손목 부근에서 긴엄지폄근의 힘줄과 겹친다.

신경 지배 : 노신경의 깊은가지〔(C5)C6-8〕

통증 유발점 : 가쪽위관절융기의 높이

연관통 : 노쪽 손등

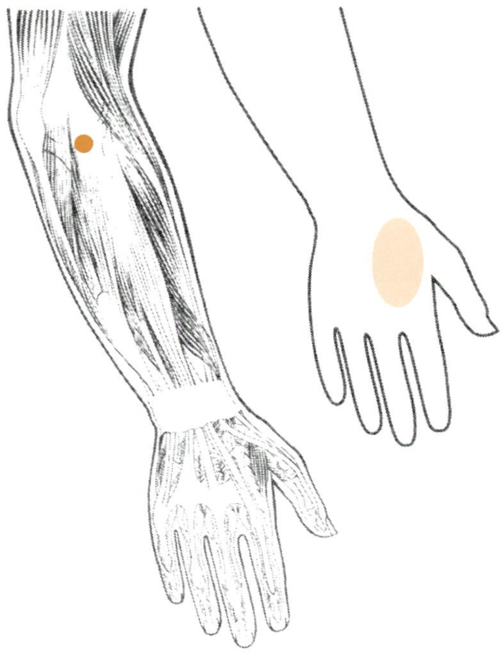

그림 28

긴노쪽손목폄근(장요측수근신근 : extensor carpi radialis longus m.)의 통증 유발점과 연관통 부위

전형적 증상 **:** 테니스 팔꿈치(tennis elbow)와 혼동될 수 있다.

2) 온손가락폄근(총지신근 : extensor digitorum communis.)(그림 29)

작용 **:** 손과, 두번째부터 다섯번째 손가락과 손가락뼈를 똑바로 편다.

이는곳 **:** 가쪽위관절융기와 근육사이막, 주변 부위와 융합

닿는곳 **:** 근육섬유는 평행하게 아래쪽으로 달리며 아래팔의 가운데에서 네개의 단일한 힘살로 나뉜다. 각각은 긴 힘줄로 변하며, 네개의 힘줄 모두 등쪽손목인대의 네번째 구획을 통해 달리고, 두번째부터 다섯번째 손가락뼈의 끝마디뼈 등쪽으로 갈라진다.

신경 지배 : 노신경의 깊은가지〔(C6)C7-8〕

통증 유발점 : 가운데손가락(중지)과 넷째손가락(무명지)의 폄근에서는 가쪽위관절융기 아래의 위쪽 근육부분, 집게손가락(검지)의 폄근에서는 자뼈(척골)와 노뼈 사이의 아래팔 먼쪽(distal)

연관통 : 해당되는 손가락

3) 자쪽손목폄근(척측수근신근 : extensor carpi ulnaris m.)(그림 30)

작용 : 손을 똑바로 펴고 모은다.

이는곳 : 가쪽위관절융기, 팔꿈치의 노쪽곁인대, 근육사이막, 주변 부위와 융합한

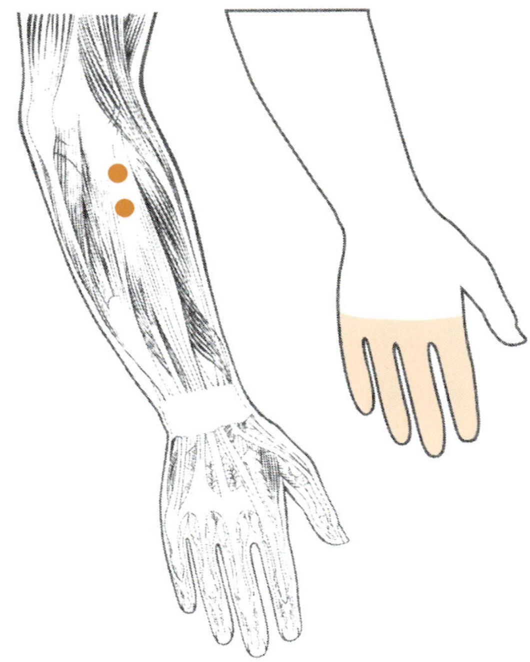

그림 29

손가락폄근(지신근 : extensor digitorum m.)의 통증 유발점과 연관통 부위

다. 이 밖에 Facies dorsalis ulnae의 가늘고 건질의 소엽과 융합한다.

닿는곳 : 근육섬유는 아래쪽으로 그리고 자쪽으로 달리며, 거기에서 등쪽손목근막의 여섯번째 구획을 지나 다섯째 손허리뼈의 바닥쪽으로 달리는 긴 힘줄로 변한다.

신경 지배 : 노신경의 깊은가지〔(C6)C7–8〕

통증 유발점 : 힘살(자쪽 등쪽 아래팔, 위쪽 3분의 1)

연관통 : 자쪽 손목뼈와 손날

4) 위팔노근(완요근 : brachioradialis m.)(그림 31)

작용 : 아래팔을 굽히며 손을 엎침과 뒤침의 중간자세로 만든다.

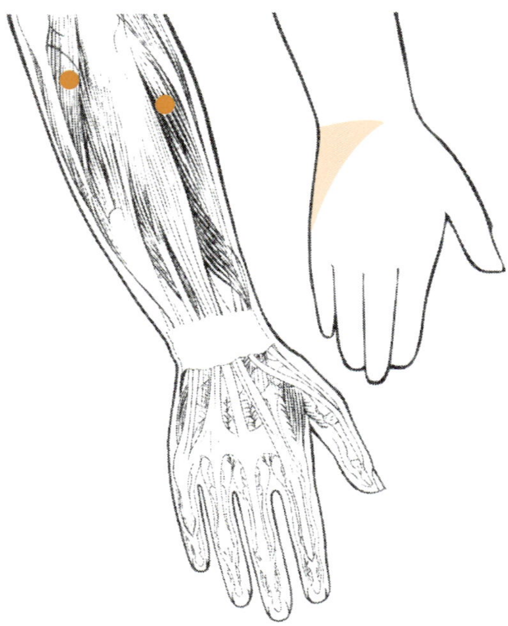

그림 30

자쪽손목폄근(척측수근신근 : extensor carpi ulnaris m.)의 통증 유발점과 연관통 부위

이는곳 : 위팔뼈의 가쪽모서리와 가쪽근육사이막

닿는곳 : 위쪽에서 위팔세갈래근과 위팔근 사이로 달린다. 아래쪽에서는 뒤쪽에서 긴노쪽손목폄근과 경계하고, 자쪽에서 원엎침근, 노쪽손목굽힘근과 경계하며, 노뼈붓돌기 쪽으로 매우 가깝게 노뼈에 부착한다.

신경 지배 : 노신경(radial n.)(C5-6)

통증 유발점 : 위팔뼈의 이는곳에 근접한 부위와 힘살

연관통 : 아래팔의 노쪽에서 엄지까지

5) 원엎침근(원회내근 : pronator teres m.)(그림 32)

작용 : 아래팔을 안쪽으로 돌리고 굽힌다(엎침)

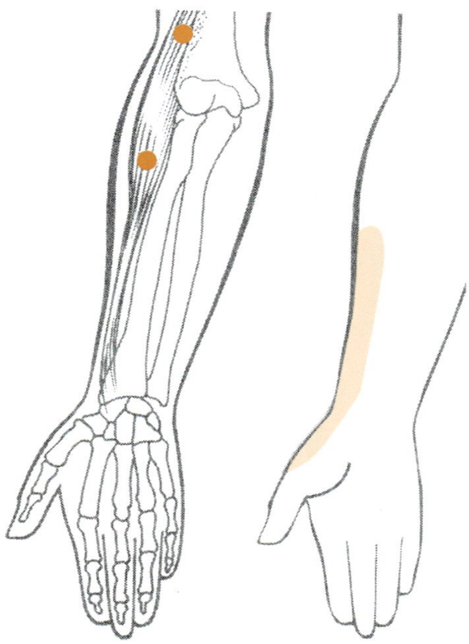

그림 31

위팔노근(완요근 : brachioradialis m.) 통증 유발점과 연관통 부위

이는곳 : 12개의 갈래를 가진다. 위팔갈래(humeral head)에서는 위팔뼈 안쪽위관절융기와 안쪽근육사이막, 자갈래(ulnar head)에서는 자뼈(척골) 갈고리돌기 안쪽면

닿는곳 : 근육섬유는 짧은 힘줄로 평행하게 비스듬히 노쪽으로 그리고 아래쪽으로 노뼈가쪽면 중간 부위에 붙는다.

신경 지배 : 정중신경(median n.)(C6–7)

통증 유발점 : 안쪽위관절융기에 근접

연관통 : 아래팔의 바닥쪽에서 노쪽으로 손목까지

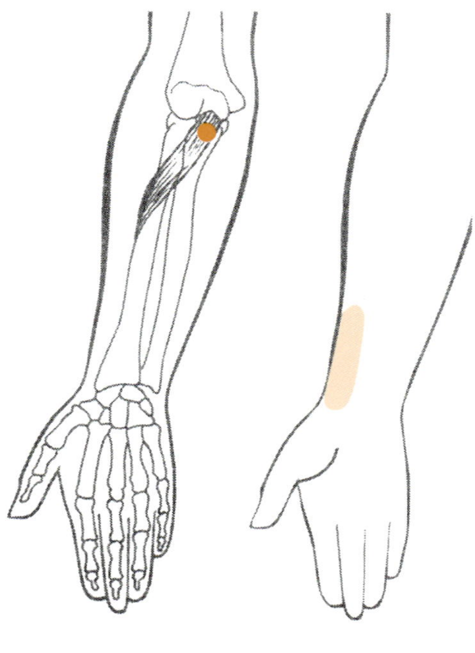

그림 32

원엎침근(원회내근 : pronator teres m.) 통증 유발점과 연관통 부위

6) 긴엄지굽힘근(장무지굴근 : flexor pollicis longus m.)(그림 33)

작용 : 엄지손가락의 끝마디뼈를 굽힌다.

이는곳 : 노뼈의 앞면, 안쪽위관절융기

닿는곳 : 근육섬유는 자쪽에서 시작하는 긴 힘줄 쪽으로 달린다. 이 힘줄은 가로손목인대 아래쪽 손가락굽힘근의 힘줄과 함께 손 쪽으로 달리며, 그곳에서 엄지손가락 끝마디뼈에 붙는다.

신경 지배 : 정중신경(C6-8)의 앞뼈사이신경

통증 유발점 : 힘살에서 정확한 위치를 파악하기가 어렵다.

연관통 : 아래팔의 바닥쪽에서 엄지까지

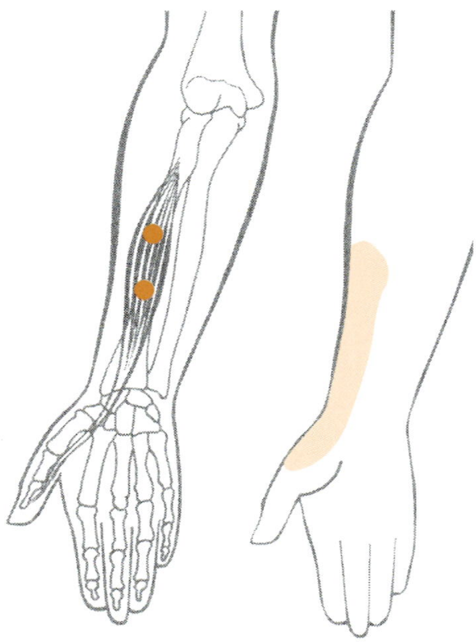

그림 33

긴엄지굽힘근(장무지굴근 : flexor pollicis longus m.) 통증 유발점과 연관통 부위

7) 노쪽손목굽힘근(요측수근굴근 : flexor carpi radialis m.)(그림 34)

작용 : 손목을 굽히고 아래팔을 굽힌다.

이는곳 : 위팔뼈 안쪽위관절융기와 아래팔근막, 주변 부위와 융합한다.

닿는곳 : 근육섬유는 먼저 원엎침근, 긴손바닥근 사이에서 갈라져 노쪽으로 그리고 아래쪽으로 달리며, 이후 다시 모여서 길고 강한 힘줄과 함께 위팔노근, 긴손바닥근 사이에서 손 쪽으로 달린다. 인대는 그곳에서 등쪽손목가로인대에 덮여 둘째-셋째 손허리뼈의 손바닥으로 향하는 관(canal) 안에 놓인다.

신경 지배 : 정중신경(C6-8)

통증 유발점 : 안쪽위관절융기의 이는곳과 근접한 부위와 힘살

연관통 : 앞팔의 자쪽과 바닥쪽 면을 따라 자쪽 손가락까지

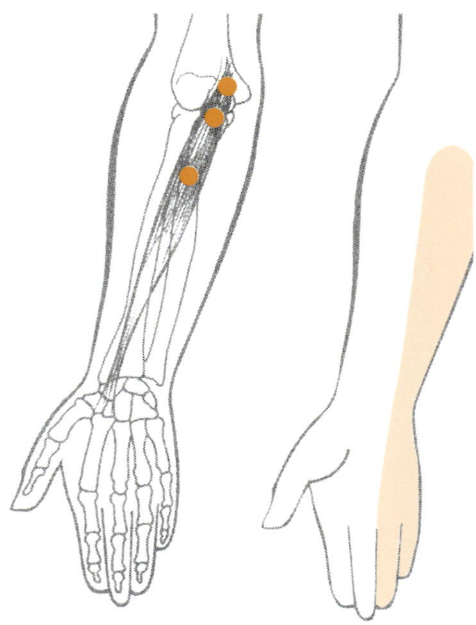

그림 34

노쪽손목굽힘근(요측수근굴근 : flexor carpi radialis m.) 통증 유발점과 연관통 부위

8) 자쪽손목굽힘근(척측수근굴근 : flexor carpi ulnaris m.)(그림 35)

작용 : 손목을 굽히고 모은다.

이는곳 : 위팔뼈 위팔갈래는 안쪽위관절융기와 안쪽근육사이막에서 주변 부위와 융합한다. 자갈래는 길고 가는 힘줄판으로 팔꿈치머리 뒤쪽과 자뼈뒤모서리에서 융합한다.

닿는곳 : 먼 쪽으로 달리며 노쪽으로 손가락굽힘근에 접한다. 길고 강한 힘줄로 콩알뼈에 고정된다.

신경 지배 : 자신경(ulnar n.)(C8–Th1)

통증 유발점 : 힘살의 가운데

연관통 : 손목의 자쪽면

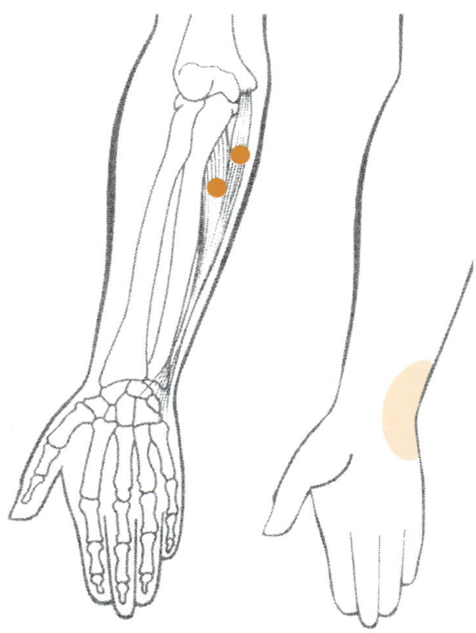

그림 35

자쪽손목굽힘근(척측수근굴근 : flexor carpi ulnaris m.) 통증 유발점과 연관통 부위

4. 가슴등근육

1) 넓은등근(광배근 : latissimus dorsi m.)(그림 36a, b)

작용 **:** 팔을 가운데와 뒤쪽으로 끌어 당긴다. 어깨뼈를 가운데와 아래쪽으로 끌어 당긴다.

이는곳 **:** 널힘줄로 등허리근막의 후엽에서, 일곱번째 등뼈의 가시돌기에서 아래쪽으로, 엉덩뼈능선(장골능선 : iliac crest)에서 3 또는 4개의 살로 이루어진 돌기로, 세번째 또는 네번째의 아래쪽 갈비뼈의 바깥쪽 면에서

닿는곳 **:** 근육섬유는 함께 모여서 가쪽으로 달린다. 위쪽 근육섬유는 좀더 가로로 달리고, 아래쪽 근육섬유는 위쪽으로 가파르게 오른다. 근육섬유는 앞톱니근에 밀착하여 흉벽 가쪽으로 놓여 있고, 큰원근(teres major m.)의 아래쪽 가장자리에 밀착하며 자신의 앞쪽 면으로 감싼다. 힘줄을 통해 위팔뼈결절사이고랑에 고정된다.

신경 지배 **:** 가슴등신경(thoracodorsal n.)〔(C6) C7−8〕

통증 유발점 **:** 위턱뼈 아래쪽 가측 흉벽의 위쪽 위턱뼈 힘살

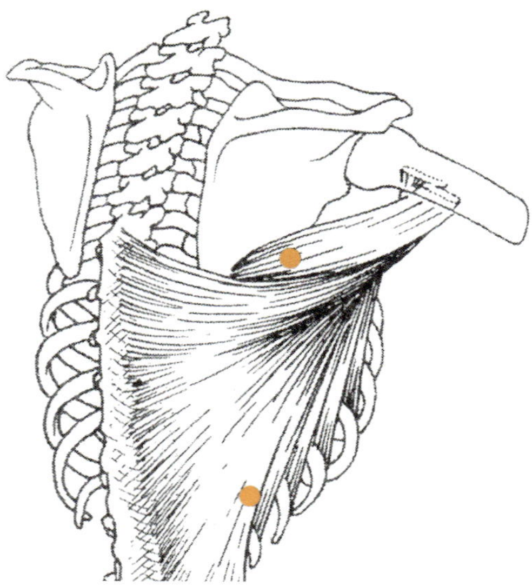

그림 36a

넓은등근(광배근 : latissimus dorsi m.) 통증 유발점들

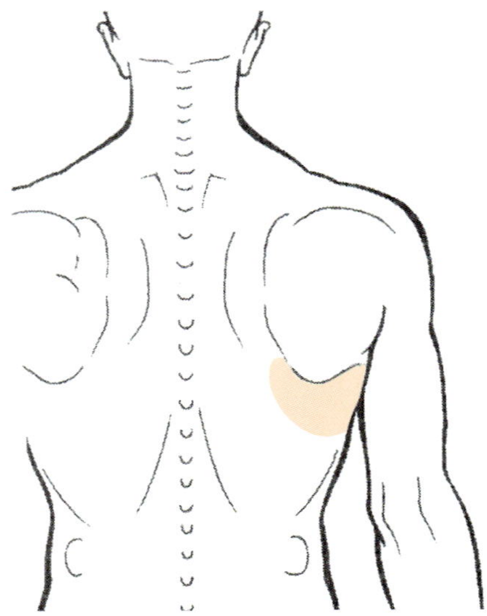

등쪽 연관통 부위

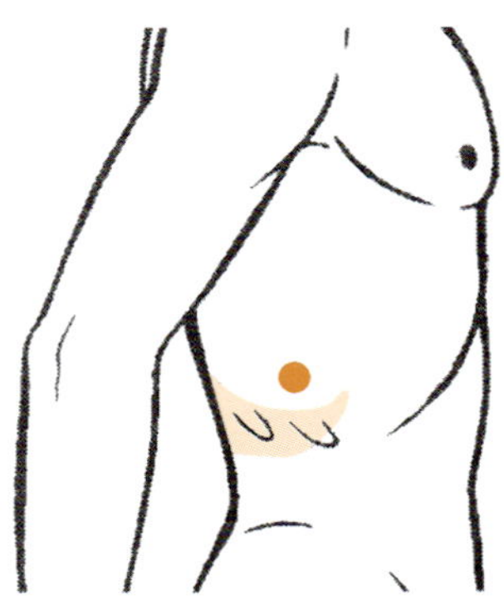

그림 36b

통증 유발점과 가쪽 연관통 부위

연관통 : 어깨뼈의 아래쪽 가장자리 통증 유발점들의 가운데

2) 허리네모근(요방형근 : quadratus lumborum m.)(그림 37a, b)

작용 : 열두번째 갈비뼈를 아래쪽으로 끌어 당기고 허리뼈를 가쪽으로 굽힌다.

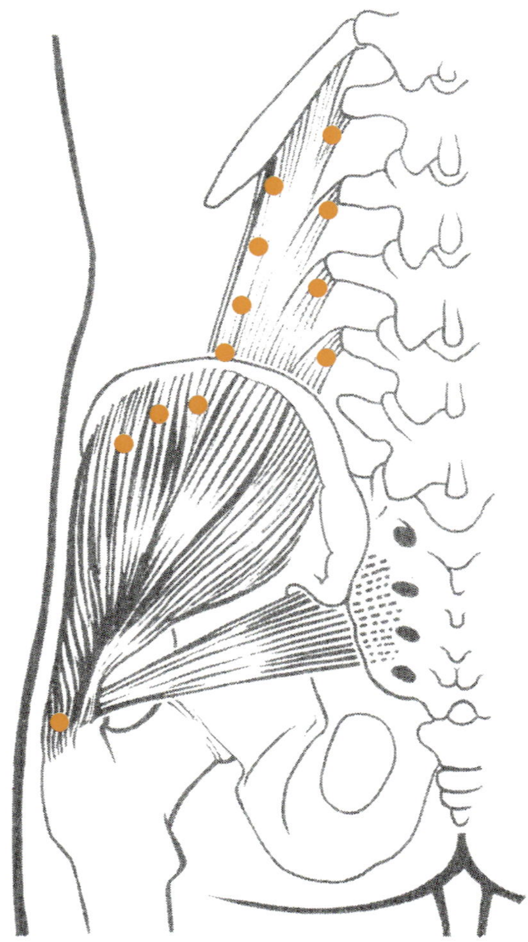

그림 37a

허리네모근, 중간볼기근의 통증 유발점들

이는곳 : 앞쪽 층에서는 다섯번째에서 두번째 허리뼈의 가로돌기, 뒤쪽 층에서는 엉덩뼈능선(장골능선 : iliac crest)의 바깥선과 엉덩허리인대(iliolumbar ligament)

닿는곳 : 앞쪽 층에서는 열두번째 갈비뼈의 아래쪽 가장자리와 열두번째 등뼈의 몸통까지, 뒤쪽 층에서는 네번째부터 첫번째 요추의 가로돌기와 열두번째 갈비뼈의 아래쪽 가장자리까지

신경 지배 : 근육가지(허리신경얼기)〔(Th12) L1(L2)〕

통증 유발점 : 첫번째에서 다섯번째 요추의 가로돌기, 근육의 가쪽모서리에 통증 유발점 사슬

연관통 : 샅굴 부위(inguinal region)와 아래쪽 복부, 등쪽 근육, 엉덩이의 중간볼기근(gluteus medius m.)과 함께 가쪽 아래로 발가락까지

전형적 증상 : 복부 산통, 가짜 좌골신경통(joker 근육)

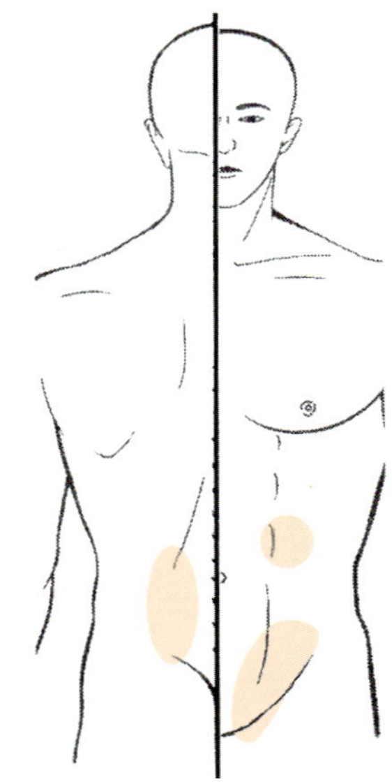

그림 37b

허리네모근(요방형근 : quadratus lumborum m.) 통증 유발점의 연관통 부위

3) 뭇갈래근(다열근 : multifidus m.)(그림 38)

작용 : 전체 척추를 뒤쪽으로 굽히고 동시에 등뼈와 목뼈(허리뼈는 아님)를 반대쪽으로 돌린다.

이는곳 : 엉덩뼈거친면, 위엉치엉덩인대, 허리뼈의 꼭지돌기, 등뼈의 가로돌기, 일곱번째부터 네번째 목뼈의 관절돌기

닿는곳 : 허리뼈, 등뼈, 목뼈의 가시돌기(고리뼈 제외)

신경 지배 : 척수신경 III–VIII, 가슴신경 I–XII 그리고 허리신경 I–V의 뒤가지와 안쪽가지

통증 유발점 : 일반적으로 Th4–5 범위의 닿는곳에 근접, 둔결합체, 가끔씩 허리부분

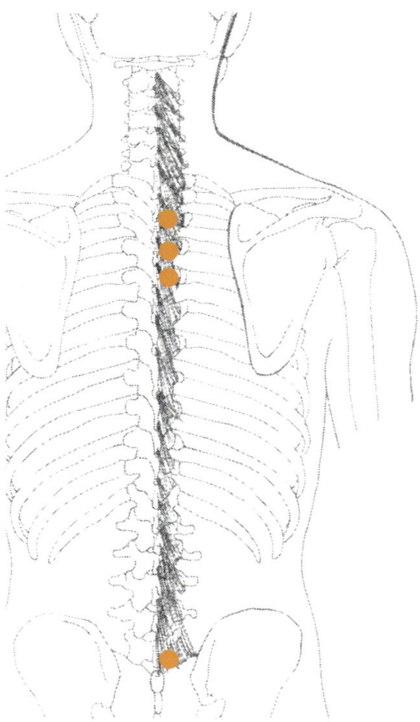

그림 38

뭇갈래근(다열근 : multifidus m.) 통증 유발점들과 연관통 부위

4) 엉덩갈비근(장륵근 : iliocostalis m.)(그림 39)

작용 : 척추를 뒤쪽과 가쪽으로 굽힌다.

이는곳 : 안쪽 깊은 부분은 살로 이루어져 있으며 긴 널힘줄로 엉덩뼈능선, 뒤엉치 엉덩인대, 정중궁둥뼈능선과 허리뼈의 가시돌기

닿는곳 : 가장 아래쪽 부분(허리엉덩갈비근)에서는 9개의 첨두를 가지고 열두번째부터 네번째 갈비뼈각에, 등 부분(iliocostalis dorsi m.)에서는 8개의 얇은 힘줄을

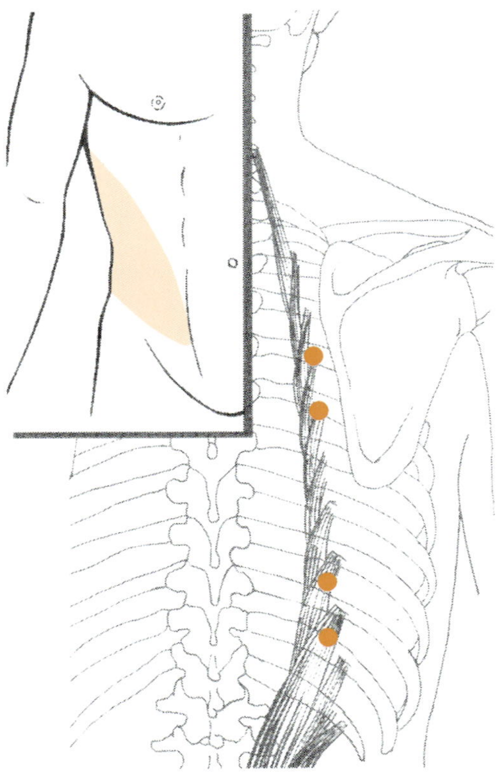

그림 39

엉덩갈비근(장륵근 : iliocostalis m.) 통증 유발점들과 연관통 부위

가지고 일곱번째부터 첫번째 갈비뼈각과 일곱번째 목뼈의 가로돌기에, 목 부분(iliocostalis cervicis m.)에서는 3개의 좁은 힘줄을 가지고 여섯번째부터 네번째 목뼈의 가로돌기에

신경 지배 : 척수신경 I–XII, 뒤가지의 바깥쪽가지

통증 유발점 : 가운데와 아래쪽 등뼈의 닿는곳에 인접

연관통 : 유발 부위와 앞쪽으로, 예를 들어 샅굴 부위의 등허리 통증 유발점에서 McBurney 압통점까지 방사된다.

전형적 증상 : 어깨뼈 사이의 열, 통증을 많이 느끼고 쉽게 피로해진다.

5. 골반근육

1) 중간볼기근(중둔근 : gluteus medius m.)(그림 37a, 40, 42)

작용 : 넓적다리를 모으고 앞쪽 근육섬유를 이용해 안쪽으로 돌린다. 뒤쪽 근육섬유를 이용해 바깥쪽으로 돌린다.

이는곳 : 엉덩뼈의 가쪽 면, 앞뒤볼기근선 사이에서는 넙다리근막

닿는곳 : 근육섬유는 아래쪽에 함께 모이고, 짧은 힘줄로 큰돌기의 가쪽에 고정된다. 꼭지 근처

신경 지배 : 위볼기신경〔(L4–5, S1(S2)〕

통증 유발점 : 근육의 위쪽에서 이는곳에 인접

연관통 : 대개 허리네모근, 넙다리근막긴장근과 함께 넓적다리의 뒤쪽에서 방사되는 통증(거짓 좌골통증)과 아래쪽 다리의 가쪽에서 발가락까지

전형적 증상 : 좌골통증류의 통증

2) 넙다리근막긴장근(대퇴근막장근 : tensor fasciae latae m.)(그림 41)

작용 : 넙다리근막 특히 엉덩정강띠를 당기고 위쪽 다리를 굽혀 약간 안쪽으로 돌린다.

이는곳 : 널힘줄로 위앞엉덩뼈가시의 바깥쪽과 넙다리근막에서

닿는곳 : 근육섬유는 평행하게 아래쪽으로 달리며, 넓적다리의 위쪽과 가운데 3분의 1 사이 경계에서 가쪽관절융기 아래쪽에 고정되어 있는 엉덩정강띠로 넘어간다.

신경 지배 : 위볼기신경, 때로는 넙다리신경〔L4–5, S1(S2)〕

통증 유발점 : 힘살의 이는곳에 인접, 엉덩정강띠를 따라

연관통 : 위쪽과 가운데 다리의 가쪽에서 아래쪽으로 발가락까지

전형적 증상 : 가짜 좌골통증

3) 궁둥구멍근(이상근 : piriformis m.)(그림 42)

작용 : 넓적다리를 바깥쪽으로 돌리고 약간 뒤쪽과 가쪽으로 똑바르게 한다.

이는곳 : 두번째와 세번째 앞엉치뼈구멍의 주변에 3개(드물게 4개)의 돌기를 가지는 엉치뼈의 골반면

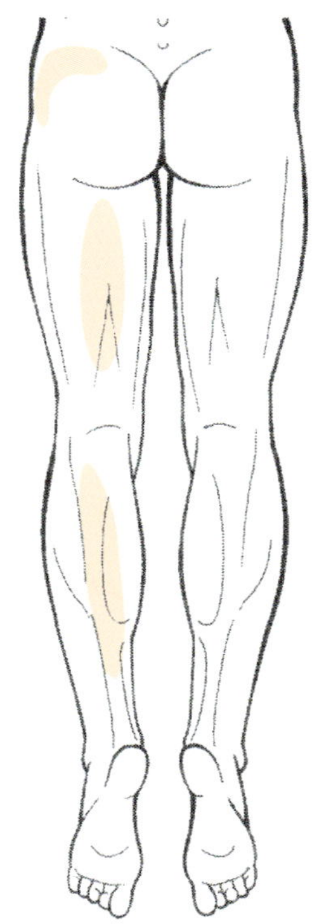

그림 40

중간볼기근(중둔근 : gluteus medius m.) 통증 유발점의 연관통 부위

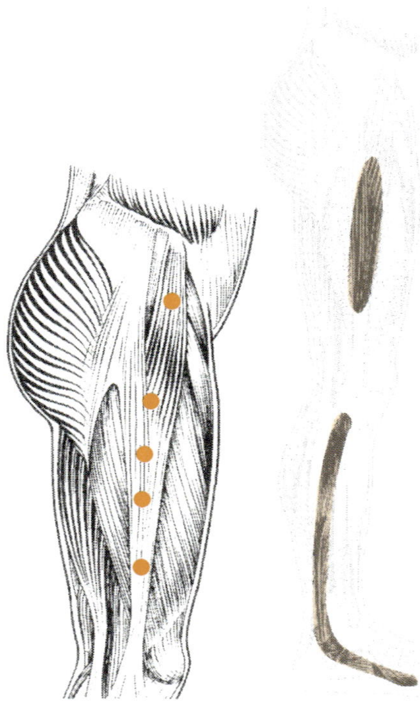

그림 41

넙다리근막긴장근(대퇴근막장근 : tensor fasciae latae m.) 통증 유발점과 연관통 부위

닿는곳 : 근육섬유는 함께 모여서 큰궁둥구멍을 지나 넙다리뼈 큰돌기의 꼭지를 향해 가쪽으로 달린다.

신경 지배 : 엉치신경얼기(S1–2)의 근육가지

통증 유발점 : 큰돌기의 닿는곳에 인접하고 힘살의 가운데

연관통(그림 40 참조) : 넙다리근막긴장근, 중간볼기근의 통증 부위와 통합되며, 위쪽과 아래쪽 다리의 뒤쪽 가장자리에서 발가락까지 방사된다.

전형적 증상 : 좌골통증 형태의 통증. 좌골신경이 이 근육을 관통하기 때문에 진짜 신경 감돈이 가능하다는 것에 주의한다.

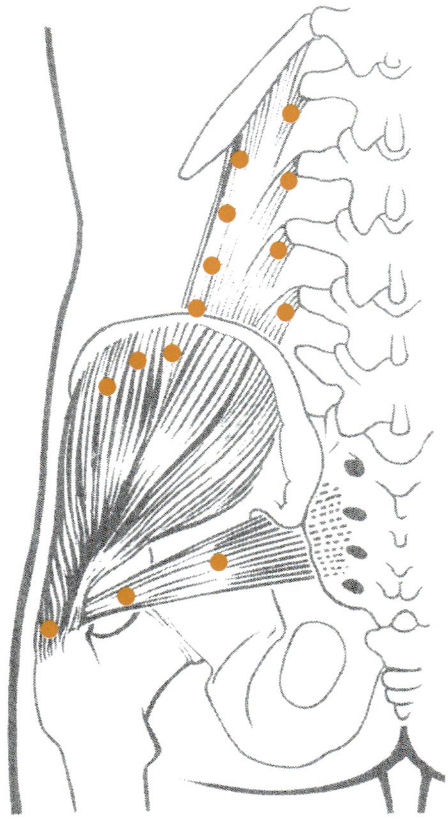

그림 42

허리네모근, 중간볼기근, 궁둥구멍근의 통증 유발점

6. 다리

1) 넙다리네갈래근(대퇴사두근 : quadriceps femoris m.)(그림 43)

4개의 근육으로 구성된다(넙다리곧은근, 가쪽넓은근, 중간넓은근, 안쪽넓은근)

a. 넙다리곧은근(대퇴직근 : rectus femoris m.)

작용 : 넓적다리를 굽히고 종아리를 편다.

이는곳 : 인대로 한편으로는 아래앞엉덩뼈가시에서, 다른 한편으로는 활 모양으로 볼기뼈절구의 위쪽 근처에서

닿는곳 : 근육섬유는 가운데에서 먼쪽(distal)으로 갈라지고 등쪽에서 시작되는 힘줄판으로 달린다. 힘줄판은 무릎뼈 가쪽 모서리에 닿아 무릎인대를 통해 정강뼈 거친면에 붙는다.

신경 지배 : 넙다리신경(femoral n.)(L2–4)

통증 유발점 : 근육 아래쪽 부분의 인대 전환 부근, 아래앞엉덩뼈가시의 이는곳에 인접

연관통 : 아래쪽으로 무릎뼈까지

b. 가쪽넓은근(외측광근 : vastus lateralis m.)

작용 : 다른 넓은근육과 함께 종아리를 편다.

이는곳 : 큰돌기의 앞쪽과 가쪽 면, 넙다리뼈의 볼기근 거친면 가쪽면

닿는곳 : 근육섬유는 활 모양으로 가운데 아래쪽으로 그리고 앞쪽으로 달리며, 한편으로는 근육의 가운데에 있는 힘줄엽에 고정되고, 다른 한편으로는 무릎뼈의 위쪽과 가쪽에서 이어진 인대로 정강뼈 거친면에 고정된다.

신경 지배 : 넙다리신경(femoral n.)(L2–4)

통증 유발점 : 힘살의 아래쪽과 큰돌기의 아래쪽

연관통 : 위쪽 다리의 가쪽면에서 아래쪽으로 무릎관절까지

c. 안쪽넓은근(내측광근 : vastus medialis m.)(그림 43 참조)

작용 : 가쪽넓은근과 동일

이는곳 : 넙다리뼈 거친선의 안쪽선

닿는곳 : 근육섬유는 평행하게 활 모양으로 가쪽 아래쪽으로 그리고 앞쪽으로 달리며, 한편으로는 중간넓은근의 앞쪽 힘줄판으로, 다른 한편으로는 무릎뼈의 위쪽과 가운데에서 공통된 인대로 정강뼈 거친면에 붙는다. 큰모음근의 앞쪽에서, 대략 긴모음근의 아래쪽 가장자리에서 안쪽넓은근의 가운데 면으로 힘줄판이 달린다.

신경 지배 : 넙다리신경(femoral n.)(L2–4)

통증 유발점 : 아래쪽 힘살

연관통 : 무릎관절의 가운데 쪽에서

넙다리네갈래근의 공통된 인대는 무릎뼈의 위쪽과 가쪽 가장자리에 접하며, 부분적으로 무릎인대로 바로 넘어간다. 안쪽넓은근, 가쪽넓은근의 근육섬유 중 일부는 무릎뼈의 옆쪽에서 가쪽 정강뼈의 앞쪽을 향해 아래쪽으로 달리며, 안쪽이 더 넓고 확실한 안쪽무릎지지띠, 가쪽무릎지지띠를 형성한다. 위관절융기에서 무릎뼈를 향해 앞쪽으로 달리고, 근육에 닿는 힘줄과 같은 특성을 갖는다.

2) 앞정강뼈(전경골근 : tibialis anterior m.)(그림 43)

작용 : 발을 등쪽으로 굽히고 엎침과 뒤침의 가운데 자세로 만든다.

이는곳 : 가쪽관절융기와 정강뼈의 가쪽면, 종아리뼈사이막과 종아리근막

닿는곳 : 근육섬유는 아래쪽 다리의 아래쪽 3분의 1에서 정강뼈와 발목관절의 앞쪽으로 무릎가로인대와 십자인대의 가운데 구획을 지나, 안쪽 쐐기뼈의 안쪽과 발바닥면과 첫째 발허리뼈바닥에 붙는다.

신경 지배 : 깊은종아리신경(심비골신경)(L4–5, S1)

통증 유발점 : 정강뼈거친면과 종아리뼈머리 사이 근육의 윗부분, 정강 가장자리와 인접한 힘살의 사슬

연관통 : 아래쪽 다리의 아래쪽 3분의 1에서 아래쪽으로 엄지발가락까지 확산한다.

전형적 증상 : 아래쪽 다리의 앞쪽 마비, 걸을 때 통증 발생

3) 넙다리두갈래근(대퇴이두근 : biceps femoris m.)(그림 44)

근육은 반힘줄모양근, 반막모양근과 함께 넙다리뒤근육(hamstring m.)을 형성한다.

작용 : 무릎관절을 굽힌다.

이는곳 : 긴 갈래는 궁둥뼈결절과 엉치결절인대, 짧은 갈래는 거친선가쪽선, 가쪽위관절융기, 가쪽근육사이막

닿는곳 : 힘줄로 등쪽 종아리뼈 머리, 정강뼈의 가쪽 관절융기, 가쪽 깊은근막

신경 지배 : 궁둥신경(좌골신경 : sciatic n.)

통증 유발점 : 가운데와 먼쪽(distal) 힘살 부위

연관통 : 먼쪽(distal) 넓적다리의 뒤쪽과 몸쪽(proximal) 장딴지, 오금에서 강조된다.

전형적 증상 : 등쪽 무릎관절 통증과 몸쪽(proximal) 장딴지 통증, 넙다리뒤근육의 유발 활동에 따른 근육의 수축

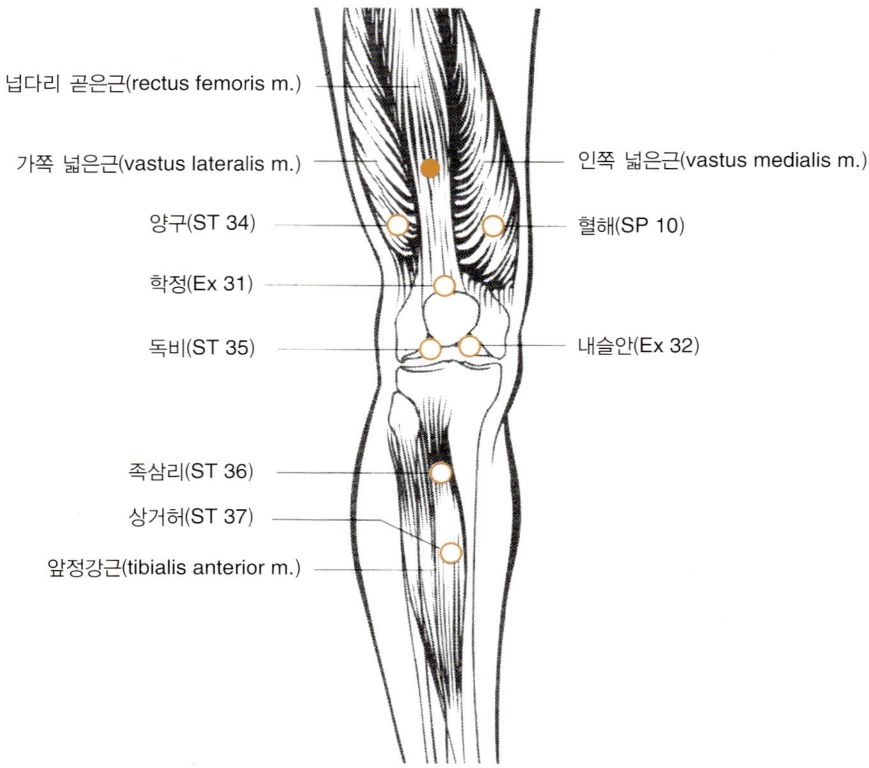

그림 43

넙다리네갈래근(대퇴사두근 : quadriceps femoris m.)과 앞정강근(전경골근 : tibialis anterior m.) 아랫부분의 통증 유발점과 경혈

4) 종아리세갈래근(하퇴삼두근 : triceps surae m.)(그림 45a, b)

이는곳에서 갈라지나 공통된 힘줄, 아킬레스 힘줄(종골건)을 통해 발꿈치뼈융기의 뒷면 아래쪽 부분에 닿는 2개의 근육, 즉 장딴지근과 가자미근으로 구성된다.

a. 장딴지근(비복근 : gastrocnemius m.)(그림 45 참조)

작용 : 발을 발바닥 쪽으로 굽히고 뒤집는다.

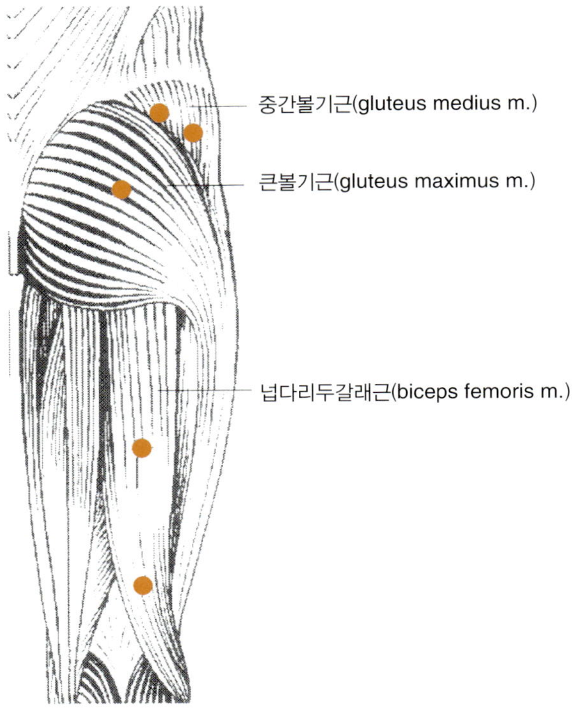

그림 44

위쪽 다리 뒷면의 통증 유발점

이는곳 : 널힘줄로 넙다리뼈오금면에서 관절주머니와 융합된다. 가쪽갈래에서는 가쪽관절융기의 위쪽, 안쪽갈래에서는 안쪽관절융기의 위쪽

닿는곳 : 각 갈래의 근육섬유는 이외에도 표면에 놓인 힘줄띠에서 넓은 힘줄을 향해 아래쪽으로 갈라진다. 넓은 힘줄은 근육의 앞쪽 가장 높은 곳에서 시작해서 아래쪽으로 갈수록 좁고 두꺼워지며 아킬레스 힘줄로 넘어간다. 2개의 갈래는 이는곳에서 아래쪽으로 모이고, 아래쪽에서는 단지 가는 고랑을 통해 갈라진다.

신경 지배 : 정강신경(S1-2)

통증 유발점 : 근육의 두 갈래의 가운데, 두 갈래가 힘줄로 넘어가는 곳

연관통 : 가자미근의 유발 활동과 함께 아킬레스 힘줄 주위와 발꿈치뼈의 아랫부분까지 통증

전형적 증상 : 아킬레스 힘줄염과 유사한 통증 호소

b. 가자미근(Soleus m.)(그림 45 참조)

작용 : 발을 발바닥 쪽으로 굽히고 뒤집는다.

이는곳 : 종아리뼈머리와 정강뼈의 뒷면, 가자미근선에서, 그리고 정강뼈와 종아리뼈 사이의 힘줄활

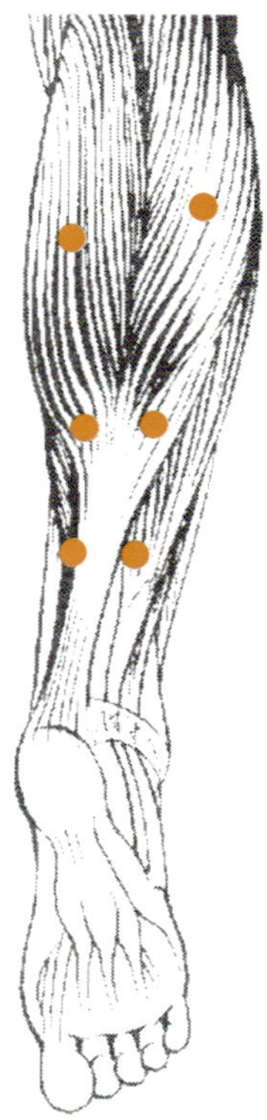

그림 45a

종아리세갈래근(하퇴삼두근 : triceps surae m.) 통증 유발점

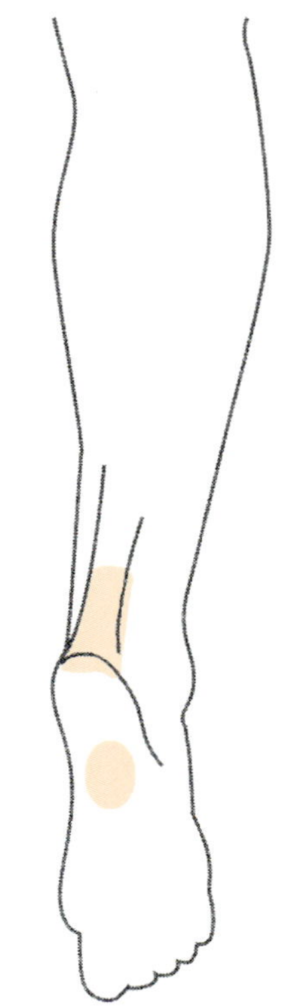

그림 45b

가자미근(soleus m.) 연관통 부위

닿는곳 : 아래쪽이 좁고 두꺼워지며 넓고 아킬레스힘줄을 통하여 발꿈치뼈에 붙는다.

신경 지배 : 정강신경(L5, S1-2)

통증 유발점 : 아킬레스 힘줄의 양쪽 근육 아랫부분(그림 45 참조)

연관통 : 아킬레스 힘줄과 발꿈치뼈 주위

전형적 증상 : 발꿈치뼈 힘줄염과 발바닥근막염류의 통증 호소

7 통증 유발점 증후군

1. 두통

가장 빈번한 두통근육은 등세모근, 목빗근(뒷부분), 머리널판근, 반가시근과 어깨올림근이다. 비전형적인 안면 통증에서는 목빗근(앞부분), 등세모근(흔히 앞의 것과 함께), 관자근, 깨물근이 관련될 수 있다.

편두통 : 목빗근, 등세모근

• 머리덮개뼈의 두통 : 머리널판근, 반가시근

턱관절의 통증 상태는 깨물근, 관자근, 안쪽 날개근의 변화와 같이 진행된다. 두통과 안면 통증에서는 턱의 운동성에 유의해야 한다. 턱관절의 관절증은 상응하는 증상으로 이어지며 근육에 부담으로 작용한다.

주의사항 : 고질적인 두통과 안면 통증에서는 뇌암의 가능성이 배제되어야 한다.

2. 목 뒤와 어깨의 통증

뒷목과 뒤통수 부위 통증의 가장 중요한 원인은 등세모근(그림 51), 어깨올림근, 머리널판근, 목널판근 그리고 반가시근(그림 47)이다. 어깨와 손 부위의 통증에는 가시위근육과 가시아래근육이 작용할 수 있다. 여기에는 흔히 손이 저린 것 같은 느낌과 저림을 느낄 수 있을 정도의 악력 약화, 특히 여러 번 반복할 경우의 약화가 해당한다.

주의사항 : 손으로 방사되는 통증, 근력 약화 그리고 저린 느낌은 목뼈 부위 신경 구조의 압박을 나타낸다. 증상을 보이는 분절의 통증 유발점 또는 척추옆 통점(아시혈)을 치료하여 통증이 완화하고 근력이 회복되면, 이는 기능적 또는 흔히 강렬한

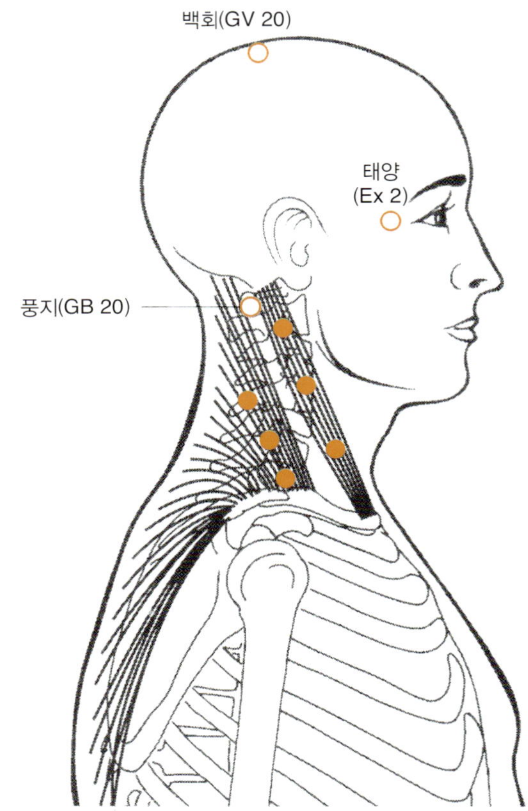

그림 46

편두통적 두통의 치료점. ○ : 경혈, ● : 통증 유발점

유발 활동 때문일 수 있다. 이러한 경우에 진단은 유리하다. 반대의 경우에는 압박의 종류와 수술 가능한 치료를 위해 정확한 위치를 밝혀야 한다.

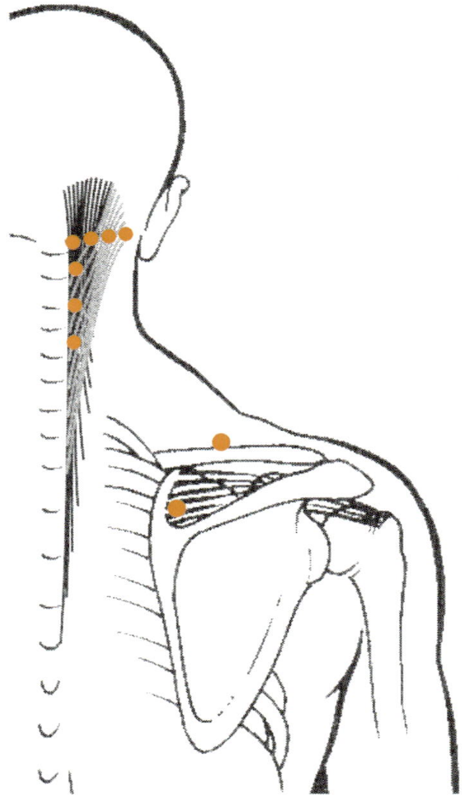

그림 47

머리덮개뼈(머리널판근, 반가시근) 부위의 통증 치료 도해

3. 테니스 팔꿈치(tennis elbow : 상완골 외상과염)

- 주요 유발 근육 : 노쪽과 자쪽손목폄근, 온손가락폄근, 손뒤침근(그림 53~55)
- 다른 유발 근육 : 가시아래근, 등세모근

증상 : 위팔뼈 가쪽위관절융기에 국부적 통증, 등쪽에서 먼 쪽으로 방사

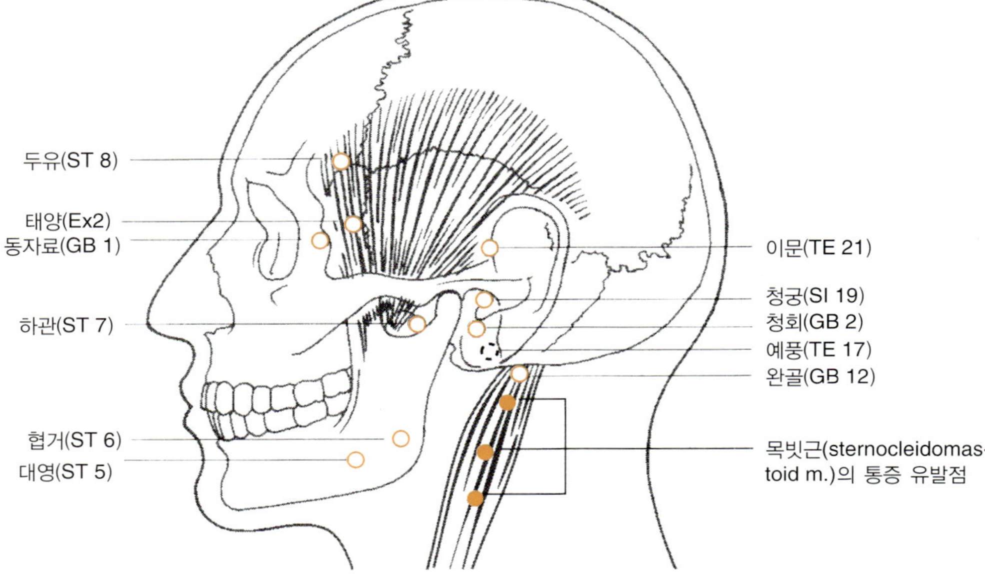

그림 48

비전형 안면 통증 상태의 통증 치료 도해. ○ : 안면의 경혈

주의사항 : 흉곽출구 증후군(thoracic outlet syndrome), 목뼈, 관절증, 이상 부담과 초과 부담(특히 만성인 경우에), 팔꿈치 지지, 손관절 지지

4. 골퍼 팔꿈치(golfer's elbow)

- 주요 유발 근육 : 노쪽과 자쪽 손목굽힘근, 온손가락굽힘근, 원엎침근(그림 54, 34, 29)
- 다른 유발 근육 : 가시위근, 큰가슴근(대흉근)

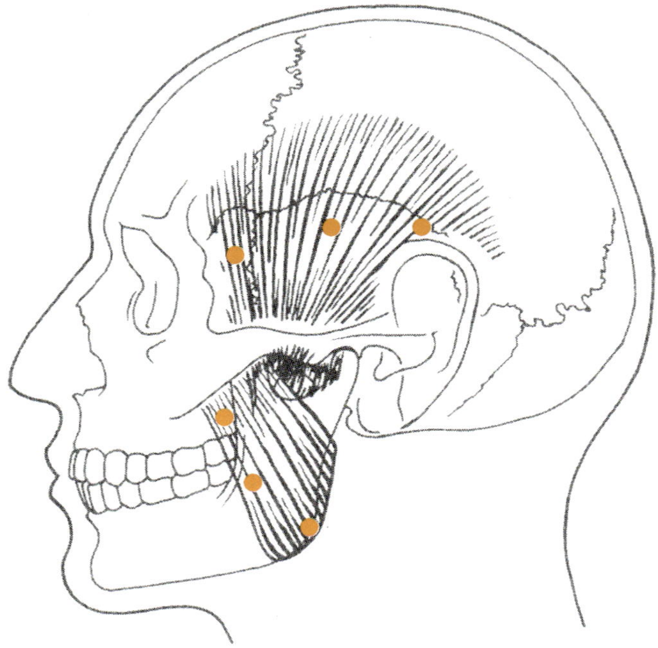

그림 49

턱관절 통증의 통증 유발점(관자근, 깨물근)

증상 : 위팔뼈 안쪽위관절융기에 국부적 통증, 자쪽과 바닥 쪽에서 먼 쪽으로 방사

주의사항 : 흉곽출구 증후군, 목뼈, 관절증, 이상 부담과 초과 부담

5. 흉곽출구 증후군(thoracic outlet syndrome/TOS)

누웠을 때 나타나는 통증, 팔을 높이 들었을 때 증가하는 통증과 순환장애, 목의 최대 회전 제한

- 주요 유발 근육 : 목갈비근(그림 15a, c 또는 그림 58a, b)

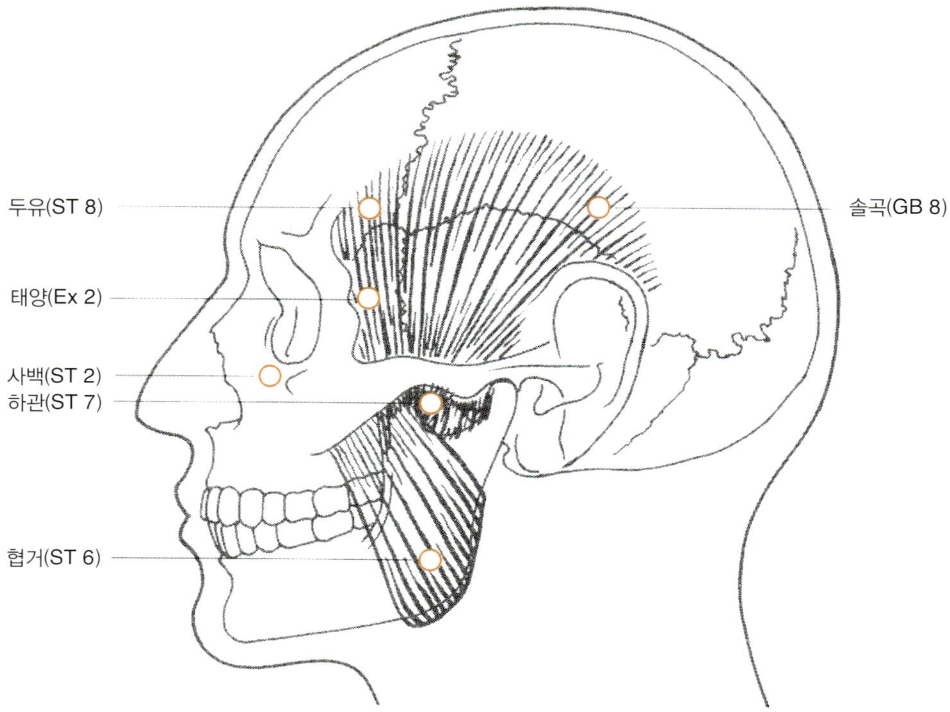

그림 50

안면과 머리의 옆쪽, 특히 관자근과 깨물근의 경혈

- 다른 유발 근육 : 목빗근, 등세모근, 가슴근, 어깨올림근(그림 14a와 b, 그림 16a~c, 그림 17a와 b, 그림 51, 그림 52)

증상 : 손 부위의 통증, 차갑고 창백한 손가락

주의사항 : 목 부위의 문제(목뼈의 골절)

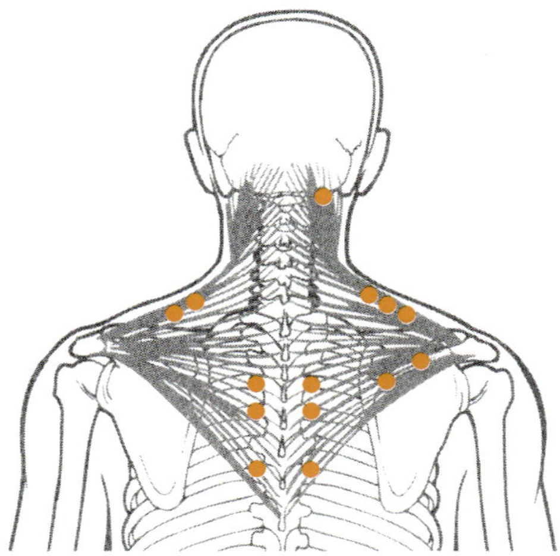

그림 51

등세모근 부위의 대표적 통증 유발점

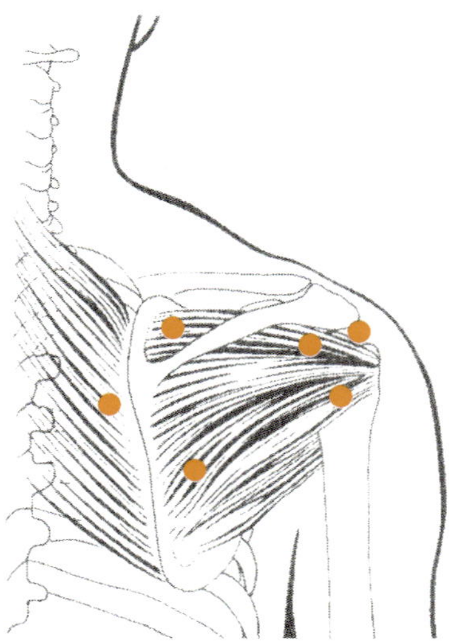

그림 52

어깨뼈의 치료점

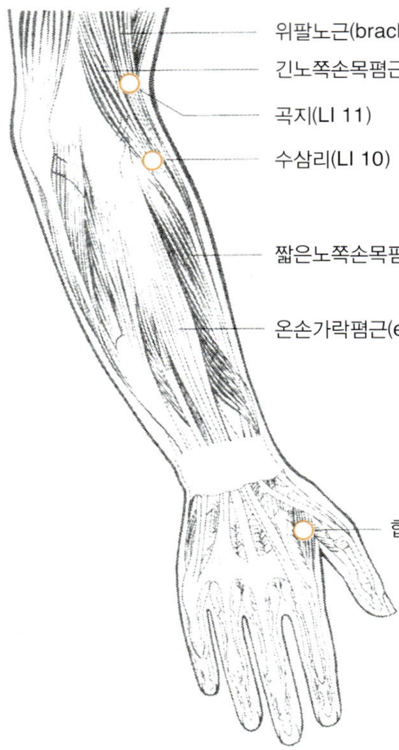

그림 53

테니스 팔꿈치(tennis elbow : 상완골 외상과염) 경혈 치료

6. 위대한 모방자

1) 가성 신경뿌리 통증

a. 목의 가성 신경뿌리 통증

위팔과 아래팔의 자쪽을 따라 네번째와 다섯번째 손가락까지 방사되는 통증과 저린 느낌은 가시아래근의 고조된 유발 활동과 목의 디스크 탈출 C7의 전형적 증상이다. 마찬가지로 가시위근의 활동성 통증 유발점은 팔의 노쪽에 통증과 저린 느낌을 유발

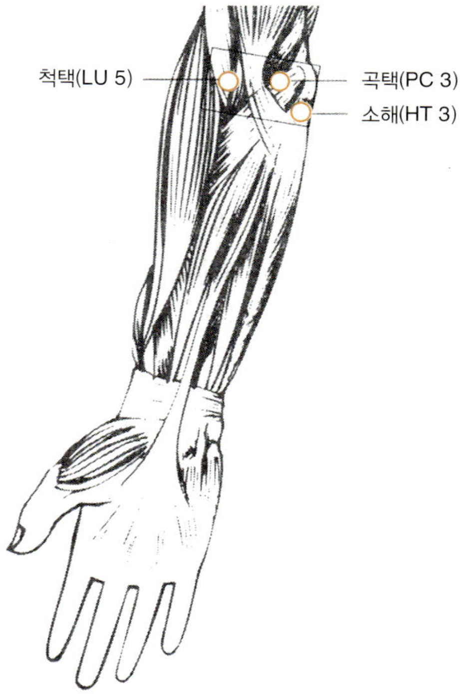

그림 54

골퍼 팔꿈치(golfer's elbow) 치료 도해

할 수 있다. 대개 여러 개의 유발 근육이 함께 작용하며, 따라서 반응 통증 부위, 감각 변화와 다른 증상들은 상당히 변형될 수 있다. 통증 유발점을—예를 들어 레이저로—시험적으로 치료해 보는 것이 중요한 열쇠가 될 수 있다. 이를 통해 통증 문턱값이 상승하고 근력과 지구력이 향상될 수 있지만, 이 결과는 증상 발생에서 주변의 유발기전들이 차지하는 중요한 역할을 강조해준다(제7장 '2. 목 뒤와 어깨의 통증' 참조).

- 주요 유발 근육 : 가시아래근, 가시위근(그림 18~19, 그림 51~52)
- 다른 중요한 유발 근육 : 등세모근, 어깨올림근 (그림 16~17, 그림 51~52)

증상 : 자극된 분절 내의 통증, 낮은 근력, 손이 쉽게 피로함

자율신경 증상 : 차가운 손가락(손)

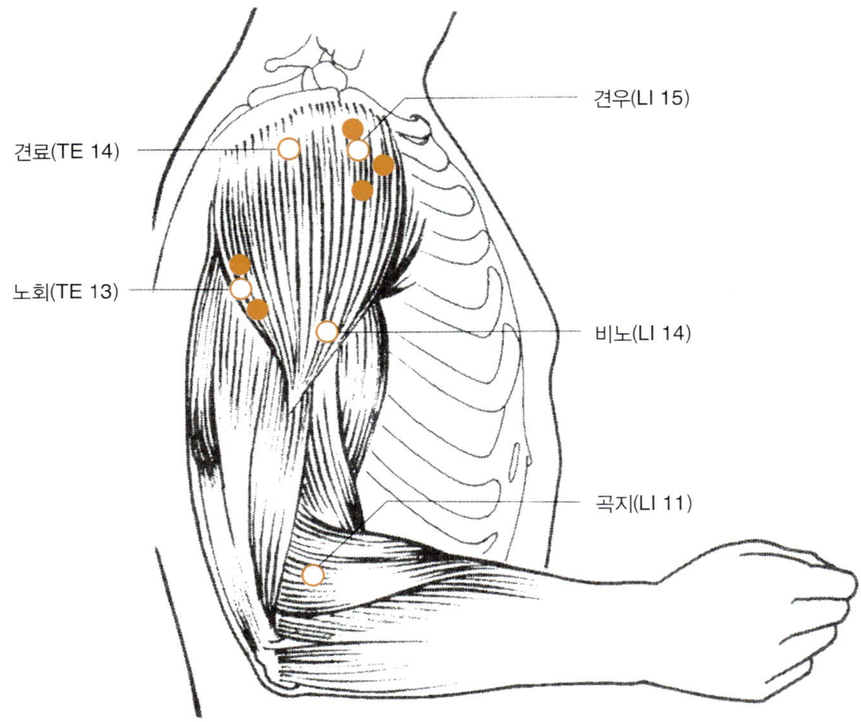

그림 55

위팔의 주요 경혈(○)

b. 허리엉치 가성 신경뿌리 통증(가성 좌골통증)

허리 척추(면관절, 신경뿌리)에서 국부적 감수성을 동반하거나 동반하지 않는 전형적인 방사통, 반사 변화(경직된 근육은 반응하지 않음), 그리고 자세를 바로 유지하는 근육이 쉽게 피로해지는 것은 아래쪽 등, 골반과 위쪽 다리 큰 근육들의 유발 활동성 증가의 전형적 신호이다. 등과 위쪽 다리(허리네모근, 넙다리네갈래근)의 경직된 근육이 똑바른 뼈의 굽힘을 방해하기 때문에 라세그 징후(Lasegue's sign)가 양성으로 나온다. 연관통 부위는 감각과민이 될 수 있다.

• 주요 유발 근육 : 중간볼기근, 큰볼기근, 넙다리근막긴장근, 허리네모근(그림 41,

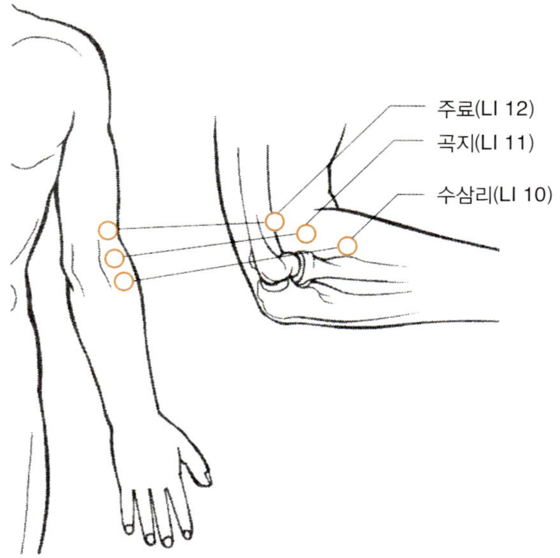

그림 56

팔꿈치 부위의 주요 경혈(○)

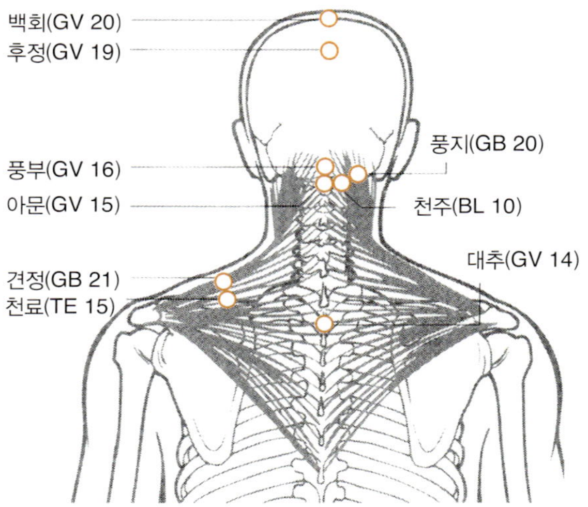

그림 57

뒤통수와 목 뒤의 경혈(○)

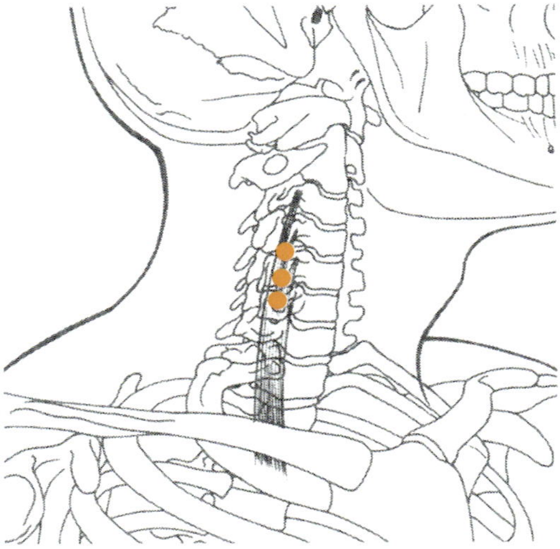

그림 58a

앞목갈비근의 통증 유발점

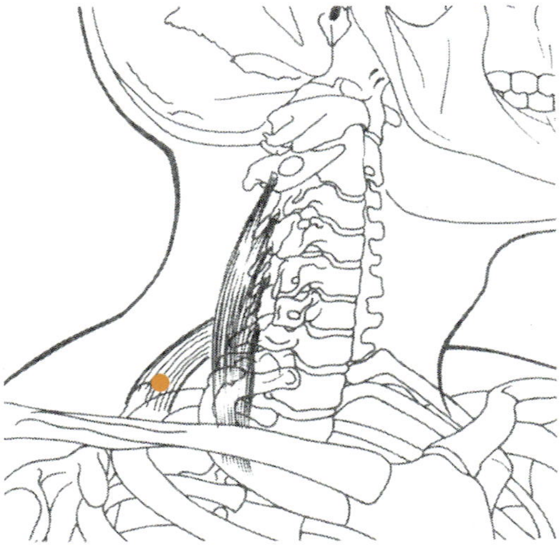

그림 58b

뒤목갈비근의 통증 유발점

46, 60)

• 다른 주요 유발 근육 : 궁둥구멍근, 앞정강근, 장딴지근, 가자미근

증상 : 가슴등에서 상응하는 부위와 유사한 분절까지 방사되는 통증과 저린 느낌

자율신경 증상 : 찬 발과 불안한 다리

주의사항 : 말초 순환, 통증 유발점에 대한 시험적 치료 후 신경학적 조사가 요구된다.

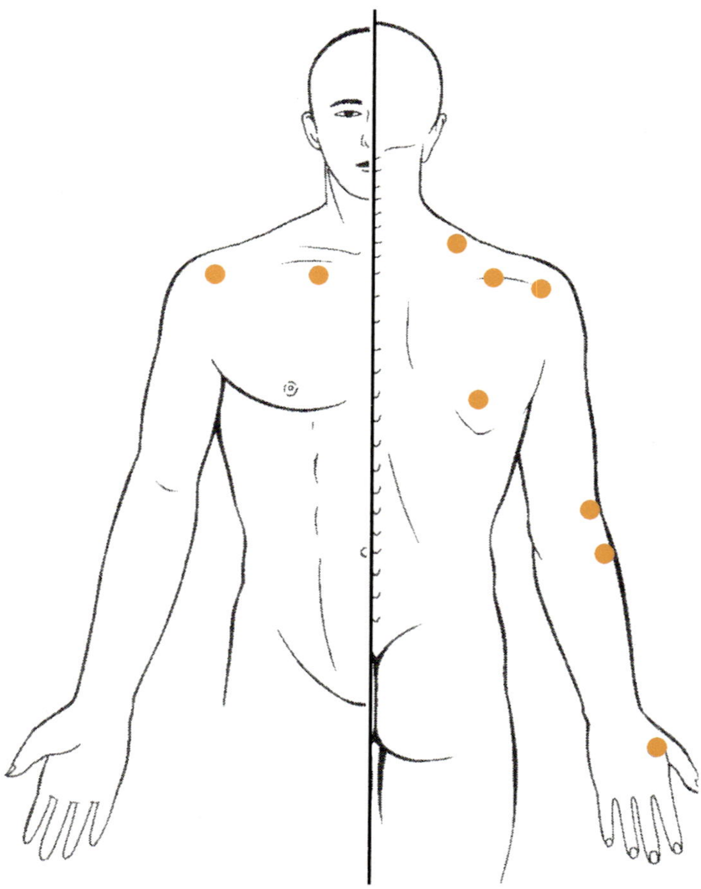

그림 59

목 뒤, (안면), 어깨, 손의 통증 치료 도해

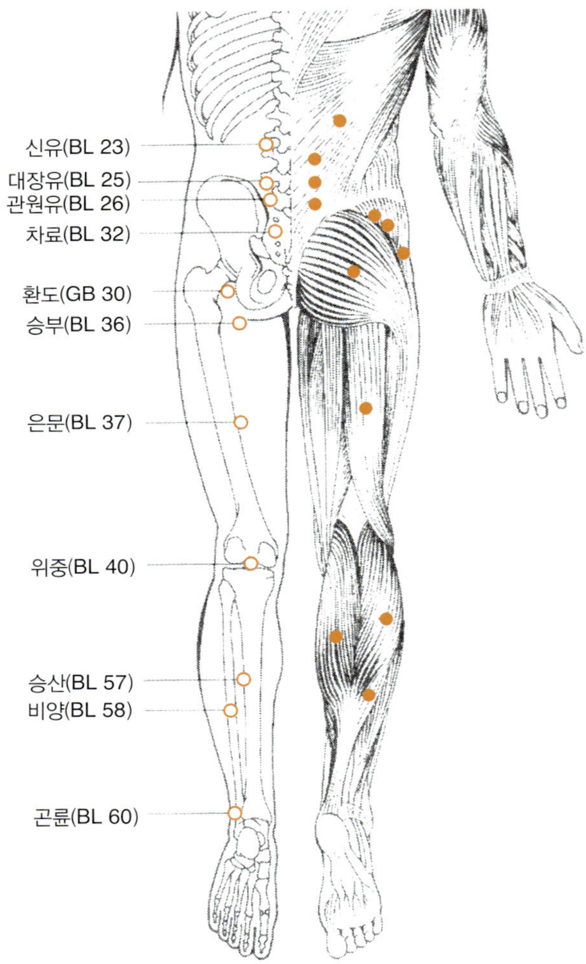

그림 60

좌골통증의 치료 도해

2) 협심증(agina-pectoris)류의 유발 통증과 티체 증후군

가시아래근과 마름근의 통증 유발점 활성화는 국부적 민감성, 경직성과 더불어 흔히 강렬하고, 앞쪽으로 방사되는 통증을 일으킨다. 이 통증은 일반적으로 병든 듯한 느낌, 피곤감과 동반된다. 통증은 복장뼈 가장자리의 작은 면에서 나타날 수 있다. 통증은 이때 티체 증후군(Tietze's syndrome)과 유사하다. 이 근육의 통증 유발점 치료가 통증을 제거하거나 상당히 완화시킬 수 있다면, 그리고 다른 반대 원인이 발견되지 않는다면 치료는 위험 부담 없이 계속 진행될 수 있다. 복장갈비로 넘어가는 부위의 압통점은 국소마취 또는 레이저를 통해 치료될 수 있다.

- 주요 유발 근육 : 마름근육, 가시아래근
- 다른 유발 근육 : 복장근, 갈비사이근

증상 : 가슴 통증, 경직된 흉강, 자율신경 증상(심장박동 장애, 어지러움)

주의사항 : 가슴 통증은 관상동맥의 협소화로 산소 부족이 나타날 수 있다. 그러나 마름근의 상승된 유발 활동도 통증에 대한 반응을 통해 관상동맥의 수축과 심근의 혈액순환 저하를 일으킬 수 있다.

3) 편두통

중년 여성의 편두통은 흔히 폐경기 이후에 더 심해질 수 있다. 이것은 위쪽 등세모

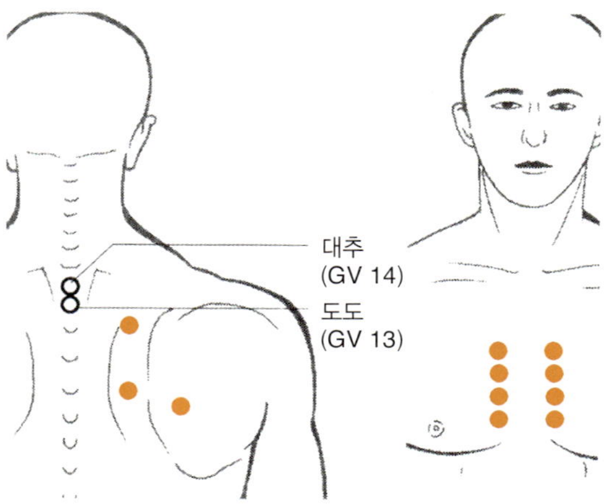

그림 61

티체 증후군(Tietze's syndrome)의 치료 도해

근, 목빗근의 상승된 유발 활동과 호르몬 균형의 변동에서 기인한다.

- 주요 유발 근육 : 목빗근(뒷부분), 등세모근(그림 46~62 참조)
- 다른 유발 근육 : 어깨올림근, 관자근(깨물근)

증상 : 편두통류의 두통 증상은 흔히 몇 시간 또는 하루 종일 지속될 수 있다. 대개 같은쪽에 나타나며, 반대쪽으로 방사되거나 또는 반대쪽에만 나타날 수도 있다.

자율신경 증상 : 현기증(구토), 어지러움, 눈물의 흐름, 히스테리구(globus hystericus), 안면 체온의 변화와 차가운 손가락, 동공 크기의 차이

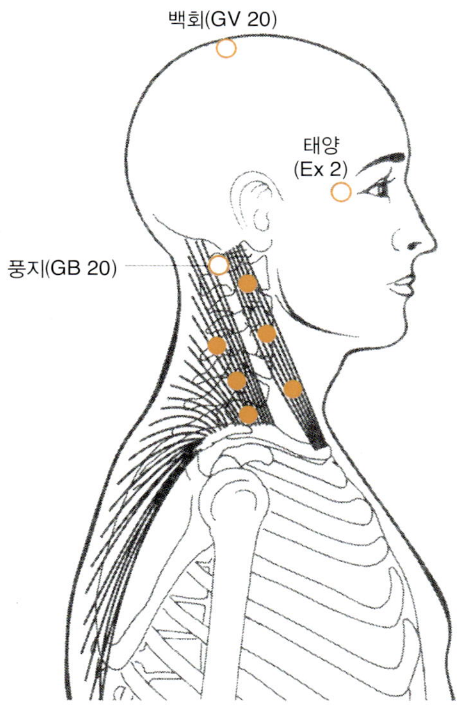

그림 62

편두통의 치료 도해

4) 엉덩관절(고관절) 통증

관절의 마모 현상은 먼저 국소적인 압통점(아시혈)을 치료한다. 그런데도 통증과 운동 제한이 있는 것은 대개 관절을 움직이는 근육의 과도 부담과 이상 부담 때문이다. 이를 통해 유발 기전이 발생하며 근육의 긴장이 증가된다. 엑스레이 변화는 통증의 강도와 치료에 대한 반응에 상응하지 않는다.

국소적 압통점들은 대개 넙다리근막긴장근의 큰 돌기 부위에 존재한다. 다른 주요 유발 근육은 중간볼기근, 허리네모근, 넙다리곧은근, 가쪽넓은근, 안쪽넓은근, 궁둥구멍근이다(그림 63, 64).

증상 : 샅굴 부위와 위쪽 다리의 안쪽 부위 통증, 운동 제한, 부담에 따른 돌기 부위의 압통점(특히 밤중에), 불안한 다리와 차가운 발

- 주요 유발 근육 : 허리네모근, 중간볼기근, 궁둥구멍근, 넙다리근막긴장근
- 다른 유발 근육 : 넙다리곧은근, 안쪽 가쪽넓은근, 모음근(adductores)

주의사항 : 위쪽 다리의 근육 위축

7. 전신성 섬유근통

원인불명으로 '전신성 섬유근육통'이라고 부르는 이 병은 미국 문헌에서는 '원발성 섬유근통(primary fibromyalgia)'이라고 칭한다. 섬유근통은 근본적으로 근육과 힘줄이 뼈에 닿는곳의 통증 상태로 특징 짓는다. 지금까지 근근막 통증 증후군이라고 설명된 병의 증상이 여기저기에서 나타나는 근육의 긴장과 통증 유발점을 통해 규정되었다면, 전신성 섬유근통에서는 힘줄근육 또는 통증 유발점의 계속된 집적이 몸 전체에서 골고루 나타난다. 이 통증의 국소적 증상이 개별적 경우마다 다르기는 하지만, 몸 전체에 퍼진 대칭적 분포가 특징적이다. 이때 병리학적 · 임상적 · 영상적인 근거가 발견되지 않고 염증이 발생하지 않는 병태여야 한다는 것이 중요하다.[104]

상이한 관절외 연부 류머티스는 잘 알려져 있고 교과서에 명확하게 정의되어 있는 반면, 전신성 섬유근통은 아직까지 상대적으로 잘 알려져 있지 않다. 그렇지만 류머티즘 계열의 빈번한 발생빈도는 결코 드물지 않아서 3.7%(미국)~5.6%(스위스)이다. 환자들은 특정한 압통 부위에서 발생하는 통증의 방사를 호소한다. 촉진 시 고유한 압통점은 격렬한 방어반응(jump sign)을 나타내지만 방사 부위는 흔히 눈에 덜 띈다. 통증

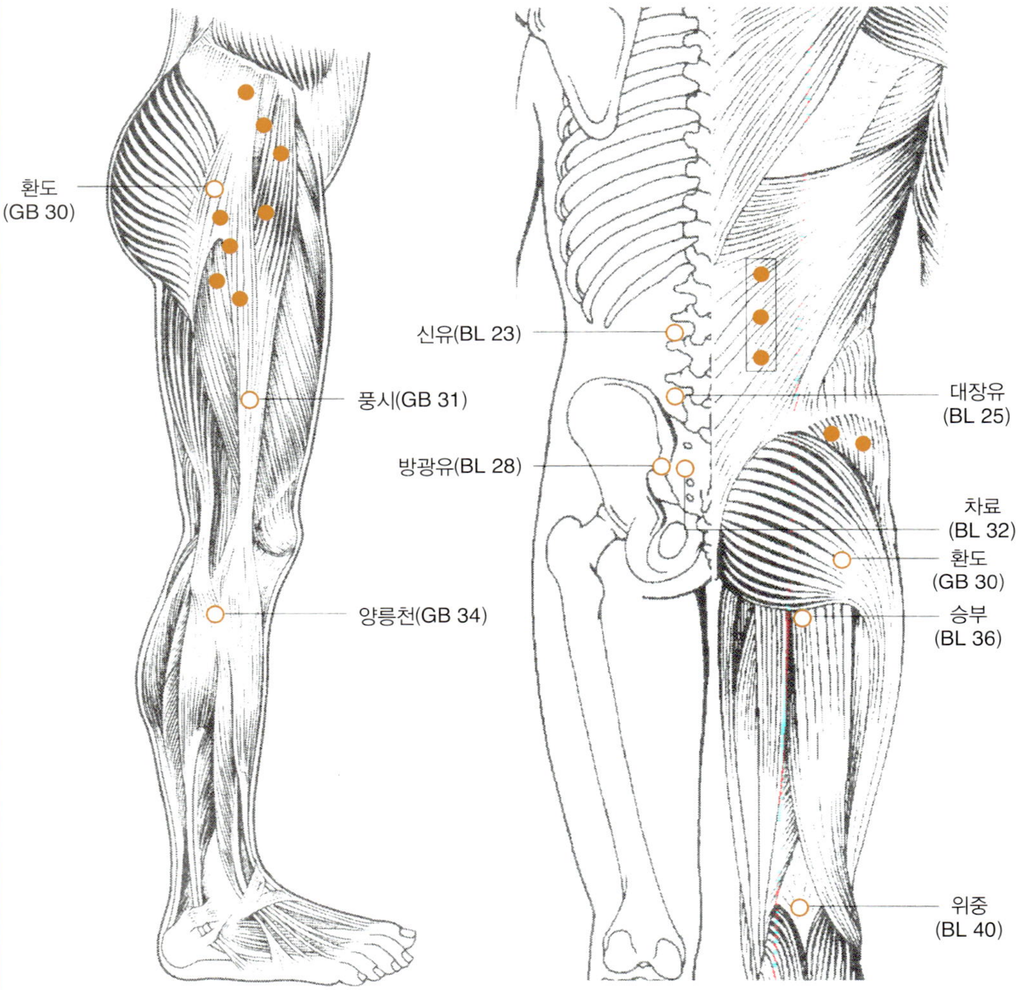

그림 63

엉덩관절 통증 치료점. ●: 통증 유발점, ○: 경혈

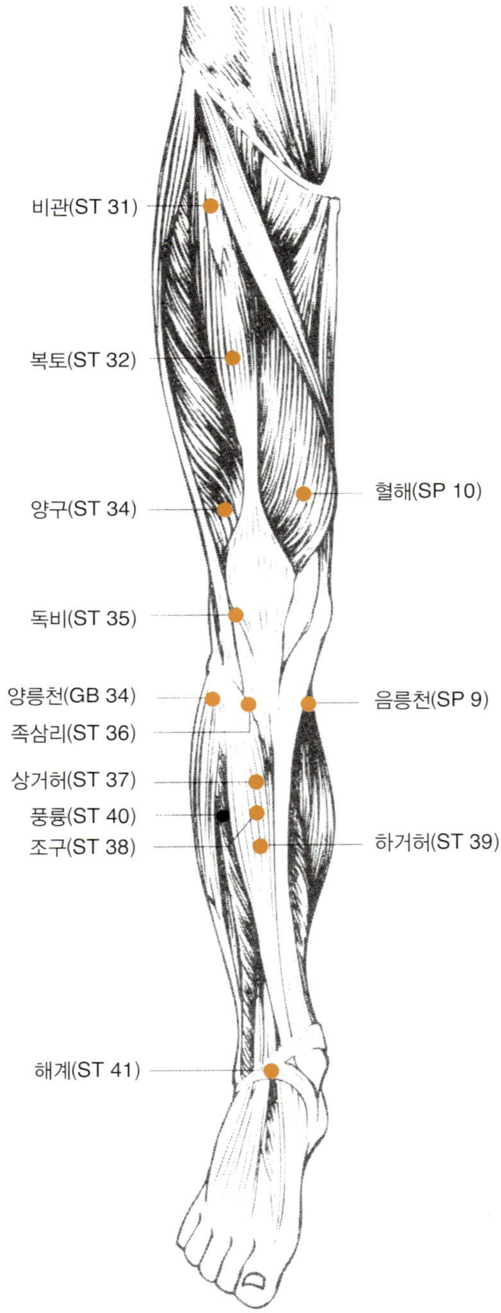

그림 64

위쪽과 아래쪽 다리 앞쪽의 경혈

이 방사되는 부위보다는 특이한 압통점과 관련하여 항상성이 보인다.

가장 빈번한 통증 부위는 목 뒤와 등이다. 턱관절 또한 흔히 여기에 해당된다. 이 현상은 증상의 초기에 고립되어 나타나기도 한다. 구강 내외의 통증 유발점은 근근막 턱관절 증후군을 나타낸다. 어깨, 팔꿈치, 손목, 손가락 관절 그리고 엉덩이를 지나 무릎, 발목, 발가락 관절까지의 부위가 압통점의 일반적인 위치이다. 섬유근통을 확정하기 위한 일반적 판단기준은 최소한 12개 이상의 이러한 압통증 부위가 나타나야 한다는 것이다. 그렇지만 모든 관절 부위에서 다른 임상적, X선 영상적 병리 현상이 제외되어야 한다. 어깨 부위의 통증에서는 (석회화된)어깨관절주위염이 나타나서는 안 된다. 척추 부위에서는 디스크 탈출증과 염증성 퇴행성 질환이 제외되어야 한다. 병의 진행에서 손목굴 증후군(carpal tunnel syndrome)이 발병할 수도 있다. 특히 유의해야 할 점은 일반적인 병의 증세, 특히 피로, 피곤, 수면 장애, 기후민감증을 수반하는, 일반적으로 병든 것 같은 느낌이다. 흔히 이러한 병적 증세의 호소는 자율신경 장애를 수반한다.

근본적으로 횡으로 가로지르는 근육과 힘줄이 닿는곳만이 해당된다. 손가락과 발가락 관절을 포함한 모든 관절을 자유롭게 움직일 수 있고, 통증이 없어야 하며, 붓지 않아야 한다. 진단은 염증 발생의 제외와 뼈의 일반 상태, 정상적인 검사실 결과를 통해 근본적으로 확인될 수 있다.

환자의 명백한 감정적 불안전성은 심리발생적 원인, 특히 공포심, 우울증, 공격성으로 관찰된다. 따라서 오늘날 전신성 섬유근통의 정신신체질환적 기초는 인정되지만, 이것을 미국의 문헌에 따른 심리성 류머티즘과 혼동해서는 안 된다. 심리성 류머티즘에서는 위치가 정확히 파악된 압통점에서는 보이지 않는 광범위한 통증과 연극적 통증 호소가 명확히 보인다.

지금까지 이루어진 근육생검 자료들이 국소적 근육 위축이나—전자현미경 관찰을 통한—분절적 괴사와 글리코겐 분해효소의 집중을 나타내기는 하지만, 이 병의 조직학적 기초는 아직까지 밝혀지지 않았다.

이 병의 치료는 장기적인 성공이 어렵기 때문에 매우 불만족스럽다. 임시적인 통증 완화를 위해서 약품과 물리치료 처방 이외에 통증 유발점과 특히 경혈 치료법이 고려될 수 있다. P. Pöntinen은 레이저 침술 치료를 통해 좋은 결과를 얻었다고 보고하였다.[117] 심리적 치료도 권장되며 환자가 자신의 고통을 더욱더 잘 극복할 수 있도록 훈련하고 처리하는 기술에 초점이 맞춰져 있다. 여기에는 심리적 작용을 수반하는 점들이 포함되어야 하는데, 특히 다음과 같은 점들이다.

–정중선의 점(흔히 가시돌기 Th 4–5에)
–척추 옆의 한 뼘
–복장뼈 가운데의 배쪽과 유두 높이(CV 17)
–귀, 관자(YNSA), 구강 등 국소 체계의 점

8. 안면과 턱 부위의 통증

안면과 턱 부위의 통증은 여러 가지 발생 요인이 있을 수 있다. 원인불명과 증상적 삼차신경통과, 치아와 턱 체계의 관여가 제외된다면 통증은 근근막 통증 유발점과 서로 연관될 수 있다. 비전형 안면 통증이 불명확하고 변화가 심할수록 통증 유발점 활동을 병인으로 추정해볼 수 있다. 근근막 통증은 삼차신경통의 결과로 나타날 수 있으며, 이러한 사실은 감별 진단을 어렵게 한다. 통증 유발점 치료를 시험적으로 시술해 본다면 명확한 결론을 얻을 수도 있다.

오늘날에는 턱관절 통증을 진단할 때 진단의 목적을 관절 자체와 기능에만 국한하지 않고, 통증과 기능장애의 기능적 · 근육적 발생원인도 점점 더 많이 고려한다. 씹는 근육 부위의 개별적 긴장과 수축은 관절 기능장애의 증가뿐 아니라, 씹는 운동의 비대칭성과 이를 수반하는 폐색의 변화를 가져온다.

따라서 턱맞물림학적 진단에서는 먼저 통증 유발점 치료를 통해 씹는 근육의 긴장을 제거하는 것이 좋다. 자는 동안 이를 가는 행위처럼, 이것이 단지 임시적인 결과만 가져오고 턱관절 긴장이 심리적 또는 스트레스적 요인에 의해 다시 새롭게 발생한다고 하여도 근육의 구성요소 평가는 진단과 치료계획을 위해 꼭 필요하다.

신체와 목 그리고 목 뒤에서 파악되는 통증 유발점은 쉽게 접근할 수 있지만, 가쪽 날개근은 깊숙한 위치에 있기 때문에 접근하기가 어렵다. Travell과 Simons는 이 근육의 통증 유발점을 치료하기 위해 특별한 구강 외적 주사법을 제시하였다.[7, 8] 그러나 이 특별하고 고도의 기술이 필요한 외부에서 행하는 방법도 통증 유발점을 정확히 찾아내는 것을 보장하지는 못한다. 이와 반대로 수년간 구강 내적 주사법이 위턱의 사랑니 먼쪽(distal)에서 시도되었다. 이 방법은 매우 효율적이며 쉽게 시술이 가능하다.

기타의 씹는 근육, 특히 관자근을 위해서도 국부적인 주사 외에 위턱과 아래턱의 사랑니 먼쪽(distal)의 어금니 뒤 반사 부위도 가능하다. 개별적 경우에 따라 지시된 치료 부위는 증가된 통증 때문에 위치가 쉽게 파악되며, 처음 촉진을 시도한 후에 주사기 바늘 자체, 즉 Very-Point(제9장 '3) Very-Point 기술' 참조)기술이 활용될 수 있다. 치료는 반응점을 최대한 정확히 맞추어야 한다. 그렇게 해야만 씹는 근육, 목과 목뒤 근육의 근막 긴장에 즉각적으로 영향을 미칠 수 있다.

안면과 턱 부위의 통증에서는 목뼈에 대한 턱과 척추의 밀접한 상관관계도 고려되어야 한다. 이 상관관계와 기능적 연결 때문에 턱과 척추에서 발생하는 증상이 동일한 통증 유발점에 의해 영향을 받을 수 있다.

귀의 염증을 추정하게 하는 귀 부위의 명백한 통증은 흔히 날개근 또는 뒤통수 부위의 통증 유발점에서 유래한다. 코스텐 증후군(Costen's syndrome)에서도 턱맞물림학적 조사, 씹는 근육과 목 뒤 근육의 모든 통증 유발점에 대한 조사가 필요하다.

턱관절 기능장애 증후군의 특별한 반사치료를 위해서는 특정한 경혈을 통한 반사치료가 가능하다〔소장경 부위의 자쪽 손날과, 손허리뼈와 접하는 먼쪽(distal) 주름의 끝〕(제8장 참조). 이 점을 이용해서 구강악계에 대해 즉각적인 작용을 끌어낼 수 있다. 마찬가지로 귀 근육의 턱관절 반사점도 활용할 수 있다(귀 앞쪽의 턱관절점과 동시에 침을 놓을 수 있는 귀 뒤쪽의 동일한 위치에 놓인 상응점).

예를 들어, 두힘살근과 복장목뿔근 구저횡격막의 긴장도 고려되어야 한다. 여기에서는 통증 유발점에 접근하기가 매우 어렵다. 대신 복장뼈 위쪽 부위에 있는 다른 특정한 반사점들을 활용하는 것이 유용한 것으로 드러났다. 이 점들은 최대한 정확히 위치가 파악될 수 있고 치료될 수 있는 것으로 드러났다.

대부분 안면 부위에서 깨물근 또는 관자근에 대한 국부적 통증 유발점 치료와 경혈에 따르는 원격점 반사치료를 함께 사용할 때 턱관절과 폐색의 통증완화와 기능향상이 나타난다(제8장 그림).

턱관절과 골반 부위 중 특히 엉덩뼈(ilium)와 엉치뼈(sacrum)의 상관관계는 수년 전부터 턱맞물림학(gnathology)의 학자들에게는 잘 알려져 있다. 머리에서 다리까지 몸통 전체를 포함하는 통일적 기능으로서 정적인 것의 의미가 여기에서 파악되며, 이와 함께 모든 변이에 대한 턱관절의 특별히 민감한 반응의 의미도 파악된다.[115] 흥미롭게도 골반, 엉덩뼈, 엉치뼈 부위의 기능적 장애는—대개 사랑니 혀쪽과 먼쪽(distal)의—아래턱 어금니 뒤 구강점막층의 동일한 점을 통해 유리한 영향을 받을 수 있다.[103]

9. 유발 활동의 심리적 조건

미국의 문헌에 따르면, 통증 유발점과 이로부터 발전한 근근막 통증 증후군의 원인으로 먼저 외상과 스트레스가 거론되고, 다음으로 체질적·환경적 요인이 거론된다. 통증 유발점의 심리적 발생도 기타의 요인으로 거론되지만, Travell과 Simons의 통증 유발점 치료 교과서에서는 상대적으로 적은 비중으로 다루어졌다.

각종 스트레스 중 심리적 스트레스가 가장 중요한 스트레스로 간주되어야 한다. 긴장은 적당하게 반응될 수 없었던 극복되지 않은 심리적 부담의 표현일 경우가 많다. 생물에너지학(Reich, Lowen)과 신체지향적 심리치료가 심리적인 긴장과 근육 긴장의 상관관계를 증명한다.[99, 100] Reich는 심리적 긴장의 표현으로 신체를 여러 부분에서 조르면서 감싸는 'armour rings', 즉 갑옷고리가 형성된다는 관찰을 하였다. Reich는 이런 근육의 고리 모양 갑옷화를 근육 안에 얼어붙은 감정, 즉 밖으로 방출되지 않은 감정으로 설명하였다.

이런 갑옷고리는 다음과 같은 부분에서 관찰된다.

- 특히 편두통 환자의 시력장애
- 근육의 긴장이 턱맞물림학적 기능장애를 유발할 수 있는 구강 내의 부분
- 목뼈와 전신 불편의 가장 빈번한 결과와 함께 목 뒤와 목 부분
- 특히 만성적 심장 또는 호흡 질환에서 가슴 부위에 상응하는 갑갑한 느낌을 동반하는 가슴갑옷
- 기능적 복부 위쪽의 통증에 따른 태양 신경총 높이
- 기능적인 장과 하복부의 통증 경향과 맞물린 골반 고리

이렇게 여러 통증 유발점과 '팽팽한 띠(taut bands)'로 형성된 갑옷은 한두 번의 치료로 완치될 수 없다는 사실을 쉽게 이해할 수 있다. 치료사는 각각의 점들을 누르면서 흔히 깊이 존재하거나 오래전부터 해결되지 않았던 심리적인 외상을 건드리게 된다. 각각의 근육갑옷은 보호층 또는 보호벽으로 이해될 수도 있는데, 이를 통해 반복되는 외상에 대한 두려움이 처리되며, 또한 생활조건이 견딜 만하게 만들어져야 한다. 이렇게 심리적으로 조건 지어진 갑옷고리에서는 촉지의 결과로 환자가 격렬한 심리적 반응을 보일 수 있다. 신체적 그리고 심리적 요인들인 통증 유발점에 점의 모양으로 집중되어 있으며, 심리체계는 이를 환기구로 이용한다.

상이한 통증 유발점들 중에는 신호 성격의 점들이 있는데, 이 점들은 민감한 압력반

응을 통해 불안정한 심리적 반응상태와 강력한 고통을 가리킨다. 이것은 특히 유두〔경혈 CV 17(전중)〕 높이의 복장뼈 가운데 부위, 또는 여기에서 머리쪽으로 올라가는 부위에도 해당한다. 복장뼈의 가장 위쪽 부위가 가슴샘의 반사 부위로 간주될 수 있기 때문에 복장뼈와 복장뼈 가장자리의 점들이 보여주는 극단적 압력감수성은 면역체계의 약화를 나타낼 수 있다.

가시돌기에서 보이는 극단적 압력감수성도—국소적인 신체 상태를 넘어서서—침술에서 가정하듯이 특정한 통제체계의 기능약화를 표현하는 것일 수 있다. 이것은 심리적 관계가 우선적인 그곳에 재현된 폐, 심포, 심장경락의 배수혈(背輸穴)들을 가지는 흉부의 위쪽 분절들에 특히 해당한다.

흥미롭게도 류머티즘 학자 Weintraub는 척추 질환 증상의 특별한 심리적 표본들을 관찰했다(특히 아래쪽 목뼈와 위쪽 등뼈 장애 때의 슬픔과 우울감, 아래쪽 허리뼈 장애 때의 공포심과 불안감).[102] 이 경험들은 경락의 각 심리적 관계들과 일치한다.

감정의 억제는 잘 알려진 것처럼 특정한 근육군의 도움을 받아야만 이루어는 것은 아니다. 울면서 흐느끼는 것과 슬픔을 참기 위해 큰가슴근의 닿는곳 부위의 위쪽 흉부 근육이 강하게 수축한다. 이러한 관찰에 따라 신체지향적인 심리치료와 지압(Jin-Shin-Do, Shiatsu, Tuina-Massage)에서는 흉부 근육의 특정한 점에 압력을 가함으로써 억제된 슬픔을 통제한다.[101]

따라서 통증 유발점 치료 의사의 도구에는 특별한 주사와 침 기술뿐만이 아니라, 심리치료적 기본경험과 훈련이 포함된다. 심리적 정화(catharsis)의 경우에는 특히 환자에 대한 관심과 끈기 있는 청취 그리고 동감이 필요하다. 경험에 따르면, 우선 신체적 · 기계적 방법을 통해 환자에게 접근하려는 치료사들보다 환자의 심리적 반응을 예견하고 동감할 수 있는 치료사들이 심리적 해방을 더 잘 정화시킨다. 이러한 이유에서 통증 유발점 치료를 넘어 하나의 비구두적 의사소통이 환자와 의사 사이에서 진행된다고 말할 수 있다. 특별한 부위에서 통증 유발점이 상습적으로 반복하여 나타나는 것을 고려하면, 심리적 정화 작용이 환자의 장기적인 증상 호전과 해결을 위해 매우 중요할 수 있다.

8 통증 유발점(반사) 체계

아래에는 일련의 특정한 피부점들이 소개되어 있는데, 이들은 통증 유발점들과 매우 가까운 관계가 있다. 이 점들은 한편으로는 체계 내재적이며(대표적인 경혈들처럼), 다른 한편으로는 기관의 특정한 장애에 대한 기능적 증상으로서 반사적으로 나타난다. 이 장에서는 해당 내용이 다만 총괄적으로만 다루어져 있으므로 관련 전문서적을 참조하기 바란다.

1. 전통적 침술

침술은 최근 몇 년간 통증치료에서 커다란 유행이 되었고, 특히 현대적 통증 연구에 의해 그 효과가 증명되었다. 이렇게 신체의 고유한 아편물질(엔도르핀)과 신경전달물질(세로토닌 등)은 바늘 주입을 통해 통증을 완화시키는 데 일정한 역할을 한다. 전제조건은 침술이 작용해야 될 부위의 신경체계가 손상되지 않아야 하는 것이다.

1) 경혈(經穴 : meridian point)과 원격점(遠隔點)의 원리

통증을 유발하는 통증 유발점들이 궁극적으로 병리학적 원인이고, Travell과 Simons에 따르면 일반적으로 외상의 원인으로 환원될 수 있다면 경혈에서는 생리적 현상이 중요하다.[7,8] 경혈은 지형적으로 명확한 곳에 있으며, Heine에 따르면 표면적 막이 존재하는 모든 곳에서 미세한 혈관과 신경의 모임이 표면으로 나오는 특별한 천공 자리에 형태학적으로 상응한다.[114] Melzack, Stillwell, Fox[10] 그리고 Pöntinen[90]이 밝힌 것처럼 많은 경혈은 통증 유발점과 밀접한 관계가 있다. 그러나 이것은 근육의 점에만 해당한다. 다른 다수의 경혈은 신경구조와 연관을 맺고 있다.[91, 92]

통증 유발점 확산의 경우처럼, 경혈들의 사슬(경락)은 운동적 근육기능사슬에 많이 의존한다. 침술에 따르면 자극이 확산되는 이 경락은 해부학적으로 아직까지 밝혀지지 않았다. 어쨌든 이것은 상관하는 경혈들의 그물망을 이해할 수 있게 만들어 준다. 동일한 경락의 혈들이 체계적으로 함께 속한다는 것은 그들의 기능적 상관관계에서 근본적으로 도출된다.

특정한 법칙을 내포하는 이 그물망은 원격점의 사용을 가능하게 한다(분절 치료법과 통증 유발점 치료법에 점점 더 많이 적용되는 내용). 침술의 경험에 의하면 국소적 구조 환경에서 서로 체계적인 관계가 있는 멀리 놓여 있는 점을 통해 병든 부위에 원거리 작용을 가할 수 있다.

원격점은 국부적인 치료수단을 기대할 수 없는 경우(명백한 염증, 부종, 격렬한 통증) 또는 질병 부위에 접근하기 어려운 경우(석고 또는 다른 붕대)에도 사용이 가능하다는 장점이 있다. 다음으로 국부적인 현상을 넘어서는 통제자극을 처음부터 포괄하는 작용을 한다는 장점이 있다.

원격점은 침술에 대한 심오한 이해가 필요한 경락의 결합에서만 도출될 수 있는 것은 아니다. 반대쪽 대칭점들도 치료를 위해 사용될 수 있다. 전통적 침술에서는—단지 한쪽 면에서만 통증이 나타나도—근본적으로 양쪽을 모두 이용해 치료한다. 이 치료 규칙은 규율적 균형을 위해서이며 무엇보다도 침술 경락의 양면성에 기반한다.

대칭성 규율은 통증 유발점 치료에도 잘 적용될 수 있다. 정밀한 검사에서 나타나듯이 정확히 대칭적인 자리의 하나 또는 다수의 통증 유발점들은 대부분 명확한 압력감수성을 갖고 있다. 치료에 저항적인 통증 상태에서도 더 많은 치료의 기회가 주어진다. 절단 이후에 나타나는 환지통(幻肢痛)에서도 통증 감수의 국부적 상상이 절단되지 않은 쪽으로 매우 정확하게 이전될 수 있으며, 여기에서 통증의 치료가 시작될 수 있다.

일반적인 진통 효과가 있는 특정한 경혈들은 잘 알려져 있다. 국부적인 통증 유발점 치료를 이러한 멀리 놓인 진통점까지 확대하는 것이 자주 권장된다.

2) 동의점[배수혈(背輸穴)]

동의점〔(배수혈(背輸穴)〕은 등뼈와 요추의 양쪽으로 중국 침술의 방광경에 놓여 있다. 여기에서는 전통 중국 침술의 중국식 기관과 관계가 있는 분절적 점들이 중요하다. 이들은 동시에 등세모근, 허리네모근의 몇몇 중요한 점들을 포함하여 척추옆 근육의 통증 유발점들이다. 등세모근(윗부분)과 마름근 통증 유발점의 활성화는 두근거림과 호흡곤란을 초래할 수 있다. 아래쪽 등세모근과 허리네모근 통증 유발점의 활성화는 호흡을 제한하거나 복부의 증상을 유발할 수 있으며, 초연에서 목소리를 잃어버리는 현상은 이 통증 유발점에서 기인할 수 있다. 여기에서도 배수혈과 내장 간의 상관관계에 대한 전통적인 관점이 근본적으로 옳다. 그러나 커다란 개인적인 편차가 고려되어야 한다.

3) 국소 압통점[(아시혈(阿是穴)]

아시혈(阿是穴)은 365개의 중국 경혈을 포함하는 전통적 경락의 밖에 놓여 있다. 이 점들은 통증의 완화를 위해 사용되기 때문에 압통점 자체인 것처럼 자주 오해되기도 한다. 아시혈이 촉진에 예민하게 반응하는 것처럼 보이지만 아시혈은 환자가 통증을 느끼는 부위에 해당하지 않는다.

(전이성) 통증 부위 자체의 치료는 대개 고유한 아시혈 치료에 속한다. 따라서 통증에 예민한 점을 통증 부위의 주변과, 또 멀리 떨어진 신체의 부분에서 찾아내는 것이 필수적이다. 아시혈을 통한 치료가 전통적인 혈을 통한 치료보다 효과적이기 때문에 이러한 노력은 값어치가 있다. 아시혈은 그 원인이 된 조건이 사라지면 보통 같이 사라진다.

Chung에 따르면, 팔 부분의 대표적인 아시혈은 가시아래근에 존재한다.[12] 등과 다리의 통증에서는 볼기근육의 아시혈을 찾아내는 것이 필수적이다. 다리 부분의 다른 중요한 근육은 안쪽넓은근, 가자미근, 장딴지근이다. 복부와 갈비사이 통증에서는 아시혈이 흔히 등세모근, 마름근, 허리네모근에서 찾아진다. Lous와 Olesen은 두통 환자들에게서 통증에 예민한 아시혈을 연구했고, 환자 1명당 평균 9개의 압통점을 발견했다.[23] 촉진을 통해 이 점에 압력을 가하면 38명 중 29명의 두통 환자에게 다른 신체 부위, 특히 등세모근과 목빗근에서 통증이 흔히 발생하였다.

아시혈은 흔히 전이 통증 부위를 포함하는 전형적인 근육의 활동성 또는 잠복 통증 유발점이다. 인간 해부학과 운동학에 대한 해박한 지식이 아시혈의 위치를 파악하는 데 도움을 준다.

2. 새로운 상응점 치료체계

아래에는 몇 가지의 반사체계가 설명되어 있는데, 이 체계들은 최근 몇십 년 동안 발견된 것들이고 치료에 특별히 효과가 있는 것으로 밝혀졌다. 작용기전은 침술의 경험과 상응하지만, 해당하는 점들 또는 점의 체계는 전통적 침술에는 알려져 있지 않았다.

국한된 범위 내에서 이 점들의 체계를 오늘날에는 소마토토피 또는 국소체계라고 부른다. 이들의 특성은 기관의 다양한 기능들이 독립적인 체계로 점을 통해 재현된다는 것이다. 그러나 특별한 징표를 갖는 점의 체계, 예를 들면 림프 벨트는 치료적인 측면에서 효과를 입증했다.[68]

가장 잘 알려지고 처음으로 발견된 국소체계는 귀 근육(이침)의 소인증(호문쿨루스) 재현이다.[116] 귓바퀴(이개) 치료는 최근 수 년 동안, 특히 통증 치료에서 그 효력을 검증받았다. 개별적 소마토토피의 반응점은 치료되는 국소적 통증현상 또는 질병현상과 관련하여 원격점으로 평가될 수 있다. 전통적 동의점〔100쪽 '2) 동의점(배수혈)' 참조〕 체계는 국소체계로 분류될 수 있다.

1) Yamamoto의 두침 침술

일본인 의사 Yamamoto는 머리뼈 관자 부위에서 작용이 높은 점들의 소마토토피 체계를 발견했다. 이 점들을 이용해서 운동기관과 내장의 질병과 관련된 다양한 기능적 통증에 영향을 미칠 수 있다. Yamamoto에 의해 최초로 발표된 'YNSA(Yamamoto New Scalp Acupuncture)'는 먼저 정중선 양쪽의 이마 두발선을 이용한다.[105] 이 점들은 목 뒤와 어깨, 손 부위의 통증을 흔히 즉시 해결하거나 완화시킬 수 있다(그림 65). 다른 한편 관자근 부위에서 더 광범위한 치료 부분이 발견된다(그림 66). 이 점들은 내장의 기능적 질병 치료에 적합하며, 또한 반사 과정을 통해 복벽부 작은 면적의 근육경화를 해결한다. 특수한 복부 근육 부위는 전통적인 일본 복벽 진단에 따라 전통 중국 침술의 12개의 경락과 상관관계가 있다.

2) 구강 침술

구강 점막에도 특정한, 즉 지형적으로 정의되고 상호관계에서 항상적인 점들이 발견된다. 이 점들은 흔히 상승된 압력감수성을 갖는 경화로 만져지며, 통증 유발점이나 압통점처럼 피부 표면에 해당된다. 이 외에도 이 점들은 전체 기관과 연관된 기능적 상호작용에서 소마토토피 국소체계(구강 침술)의 평가기준을 충족한다.

이 구강 경혈 체계는 2개 군으로 분류될 수 있다. 먼저 구강 전정(前庭)에, 특히 입둘레근 부위의 치아에 인접해서 전정점이 발견된다. 이 반사점들은 각각 반응적으로 나타나며, 촉진을 통해 압통점으로 규정될 수 있다. 단, 이때 통증의 다른 원인—잇몸의 골막하 농양, 아프타(aphtha), 압력궤양(pressure sore) 등 기타 염증성 침윤—들이 배제되어야 한다. 전정점 기관의 여러 기능에 대한 상호작용은 특히 동측에 놓인 기관의 기능을 갖는 턱의 모든 사분역 안에서 신체 전체의 투사를 낳는다. 반사적 상관관계는 상호적이다(구강악계에서 기관 기능으로, 또한 역방향으로도). 특정한 치아 구획에 한정된 치아주위질환(Parodontopathies) 등 많은 변화들은 이 상호관계의 표현, 즉 기능적 신호 증후로 해석될 수 있다.

다음으로 반사점은 볼, 입천장, 특히 사랑니의 먼 쪽, 즉 어금니 뒤에서 발견된다.

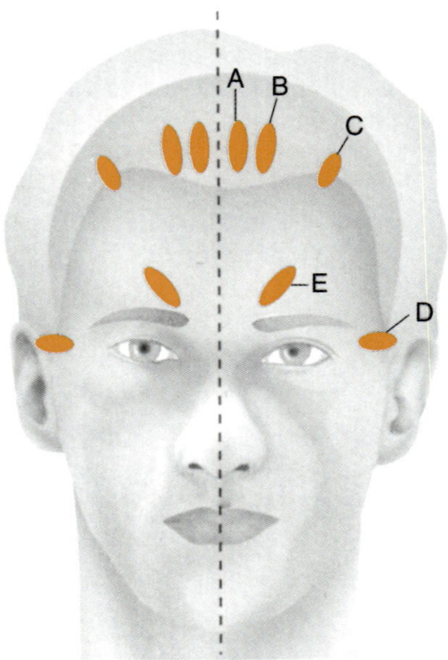

그림 65

운동기관을 위한 앞면의 YNSA 기본점

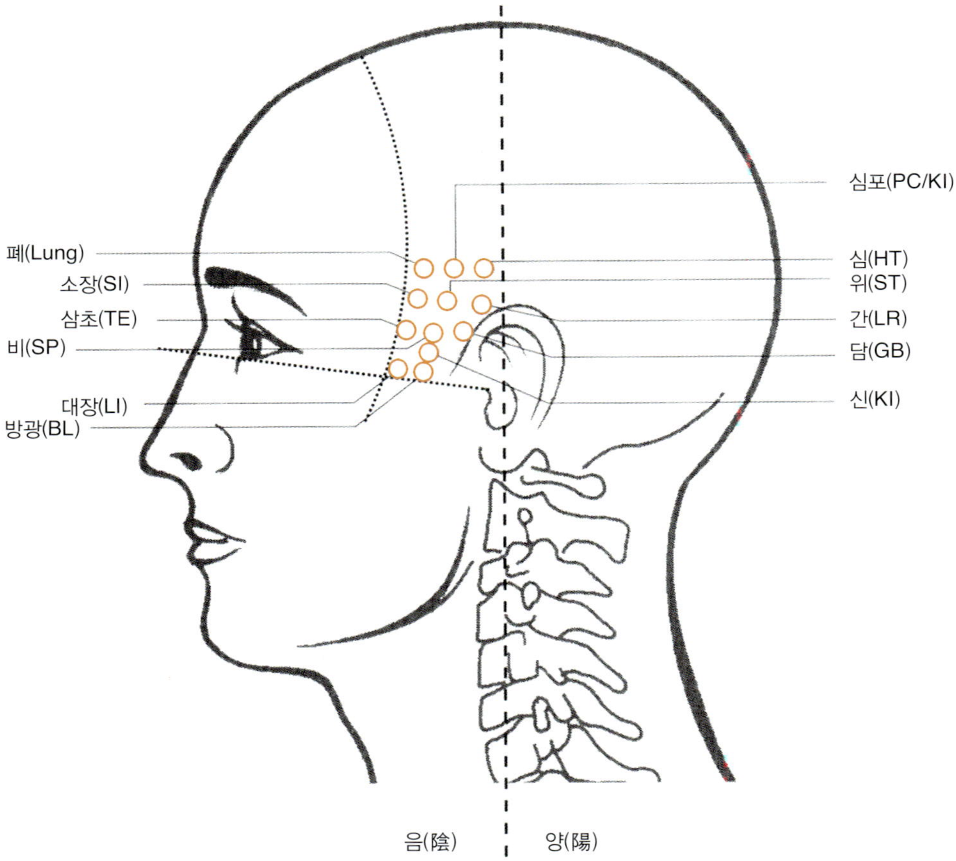

그림 66

앞면의 입실론(upsilon) 점

어금니 뒤의 반사점은 살둔덕에 촘촘히 놓여 있기 때문에 정확한 위치 파악이 매우 어렵다.

구강 경혈은 특히 통증의 치료를 위한 유용한 원격점으로 증명되었다. 정확한 점의 치료는 무엇보다도 상이한 씹는 근육을 풀어주며 통증 유발점을 해소한다. 위턱 사랑니 뒤쪽 부위에서는 압력감수성이 흔히 근육의 긴장과 가쪽날개근의 통증 유발점에 기인할 수 있고, 아래턱 어금니 뒤쪽 부위에서는 안쪽날개근의 통증 유발점에 기인할 수 있다.

위턱과 아래턱의 어금니 뒤쪽 지역 동일한 점을 통해 척추, 목 뒤 근육의 기능, 어깨와 목 뒤 부위에 대한 반사적 작용이 가능하다.

특히 아래턱의 어금니 뒤쪽 점들은, Very-Point 기술을 통해 가장 잘 발견될 수 있다. 그러나 사랑니의 먼쪽(distal)-볼쪽-혀쪽의 몇몇 표준점들도 치료될 수 있다(그림 67).[107)]

구강점에 대해서는 구강에 침을 그대로 놔둔다면 흡인의 위험이 있기 때문에 주사

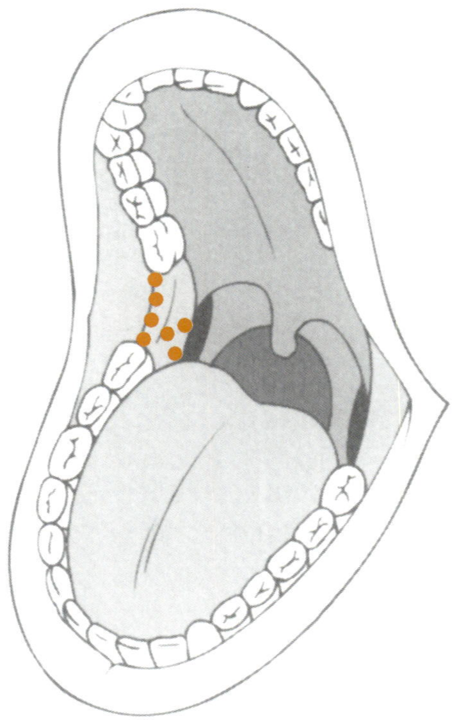

그림 67

Gleditsch의 구강 침술 중 어금니 뒤쪽 점

법이 가장 좋은 선택이다. 구강의 통증 유발점과 통증 부위의 주사법은 매우 표면적으로 이루어지는데 바늘이 단지 점막만 관통한다. 국소마취제의 함유량이 낮은(혈관 수축이 없는), 단지 몇 방울의 주사액이 주사된다. 발생하는 작은 두드러기는 즉각 주물러 준다. 국소마취에 대한 알레르기인 경우에는 생리식염수가 대신 투입될 수 있다. 냉광반사기나 이마에 단 램프로 구강 안을 밝게 비추면 치료가 훨씬 수월하다.

3) 림프 벨트

근육의 이완뿐 아니라 안면과 목 부위의 림프관 소통에 작용하는 특정한 통증 유발점은 흔히 위쪽 가슴분절 또는 목에서 가슴으로 넘어가는 부위에서 발견될 수 있다.[103, 108]

이 특정한 통증 유발점들 중 가장 효율적인 점은 경락 위에 있다〔목뼈(C7)의 가시돌기 높이의 등쪽, 복장뼈 위쪽 부위의 배쪽 또는 복장뼈 가장자리〕. 머리, 목 부위의 림프 치료를 이 정중선 점들을 이용해 시작할 것을 권장한다. 정중선 점에서 손가락 하나의 두께만큼 떨어진 다른 반사점들이 등쪽과 배쪽에서 추가적으로 나타날 수 있다.

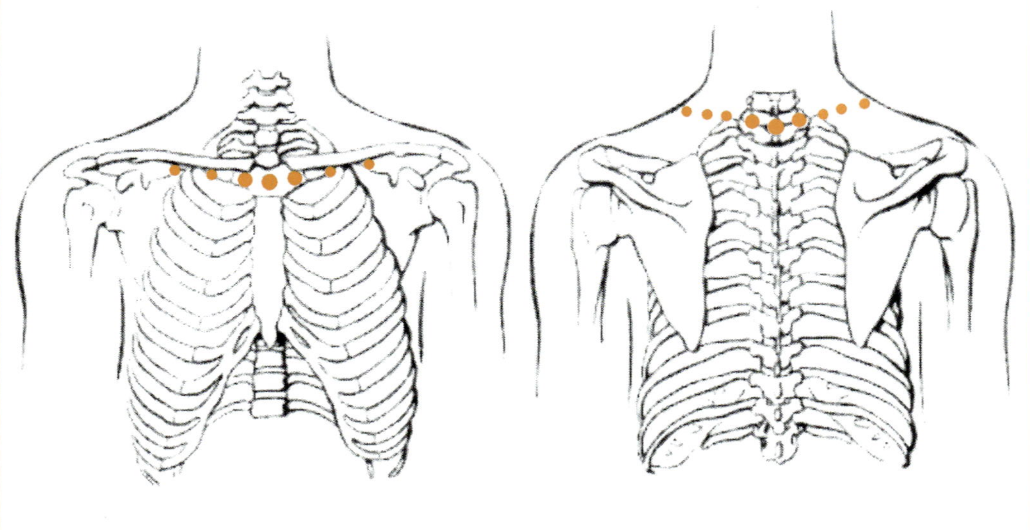

그림 68

배쪽과 등쪽 가운데 선의 림프 벨트

이러한 점들은 이상상태와 만성의 정도에 상응하여 목 사슬 또는 벨트의 종류에 따라 계속 증식할 수 있는데 각각 동일한 간격을 띤다(그림 68). 복장빗장관절(KI 27 유부)의 부위에 명확한 압통이 있는 통증 유발점들이 특히 빈번하게 발견된다.

턱각의 림프 정체로 인한 부종은 기술된 점을 정확히 맞추면 바로 사라진다. 림프 모세선충의 반사적 영향은 얼굴과 턱 부위의 통증, 즉 비전형 안면통, 근근막 통증 증후군, 근근막기능장애 증후군, 지연된 상처 치료, 수술 후의 자극과 통증을 완화하는 데 도움을 주는 작용을 한다.

목뼈 C7 또는 위쪽 복장뼈, 대개 위쪽 가장자리(CV 20/-21화개/선기)의 2-3 횡지 꼬리쪽, 등쪽과 배쪽 정중선 점들을 이용한 치료로 목뼈의 운동제한은—앞굽힘과 뒷굽힘—즉각 나아지거나 해결될 수 있다. 등쪽으로의 운동성은 배쪽, 배쪽으로의 운동성은 등쪽 점을 통해 이루어진다. 치료의 분절적 반사 기전은 특히 인상적이다.

4) Siener의 점을 이용한 새로운 통증과 기관 치료법

Siener는 운동기관의 통증을 신속히 해결할 수 있는 소마토토피류의 치료 부위를 최근 수년 동안 다리 부분에서 발견하였다〔새로운 통증과 기관 치료점 Die Neue Punktuelle Schmerz und Organtherapie(NPSO)〕.[109, 110] 안쪽과 바깥쪽의 발목에서 무릎의 통증에 대한 원격점으로 밝혀진 점들이 발견된다(그림 69). 이 점들은 촉진과 탐지기를 이용한 탐지를 통해 침술에 대한 이해 없이도 찾을 수 있다는 장점이 있다. 바깥쪽 발목의 위쪽, 가쪽, 아래쪽 점 부위는 같은쪽 다리와 다리 관절에 영향을 미친다. 안쪽 발목의 점 부위는 경선 영역에 영향을 미친다.

아래쪽 다리의 등쪽 정중선에는 오금의 목뼈를 위한 반사점이 있고, 발꿈치주름 정중선 바로 옆에 허리뼈 부위의 탈출 치료를 위한 점들이 있다.

Siener는 주변 부위 운동기관의 통증 부위가 수직으로 바로 투사된다는 입장을 주장한다. 이때 운동 근육기능 사슬을 따라 통증 유발점들의 위치가 결정된다.

5) 손의 자쪽 침술 미소체계

마지막으로 손의 자쪽 부위를 설명한다. 이것은 새끼손가락의 손허리뼈에 놓여 있다.[103] 침술의 관점에서는 이것은 SI 2(전곡), SI 3(후계), SI 4(완골)의 주변 부위에 해당한다(그림 70). 이렇게 이미 알려진 경혈 외에도 위성점(satellite point)을 찾기 위해 모든 혼동 부위가 Very-Point 기술을 이용해 탐지될 수 있다.

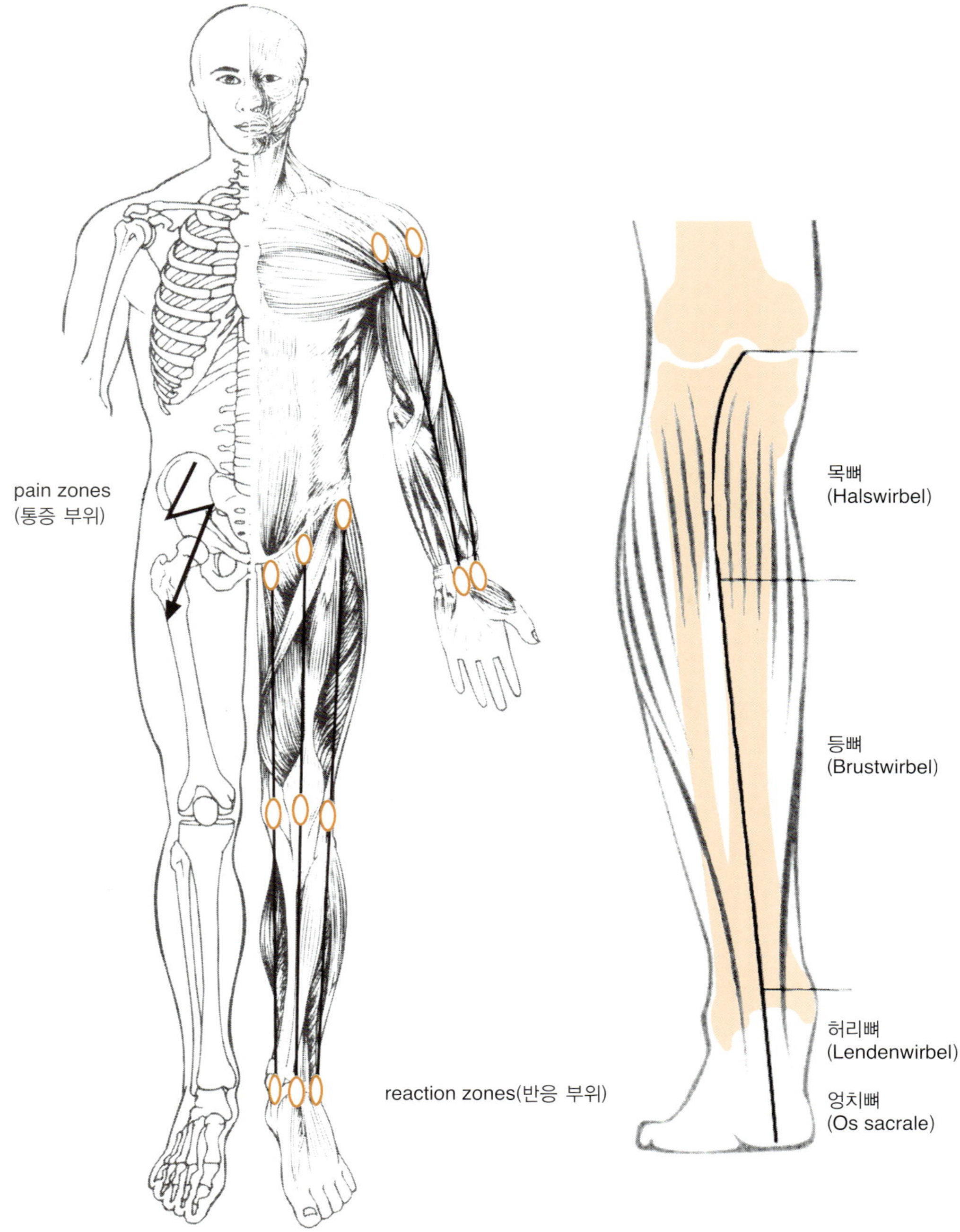

그림 69

Siener의 점을 이용한 새로운 통증과 기관 치료법 중 운동기구의 투사 부위를 찾기 위한 기본원칙(그림 68 참조)

이렇게 예민한 위성점의 치료를 통해 목뼈, 어깨와 팔꿈치, 턱관절의 통증이 신속하게 영향을 받을 수 있다.

손의 자쪽 부위의 점을 이용하여 점을 통한 치료의 반응이 흔히 개선될 수 있고, 이것은 반응이 없는 환자의 경우에 시도될 수 있다.

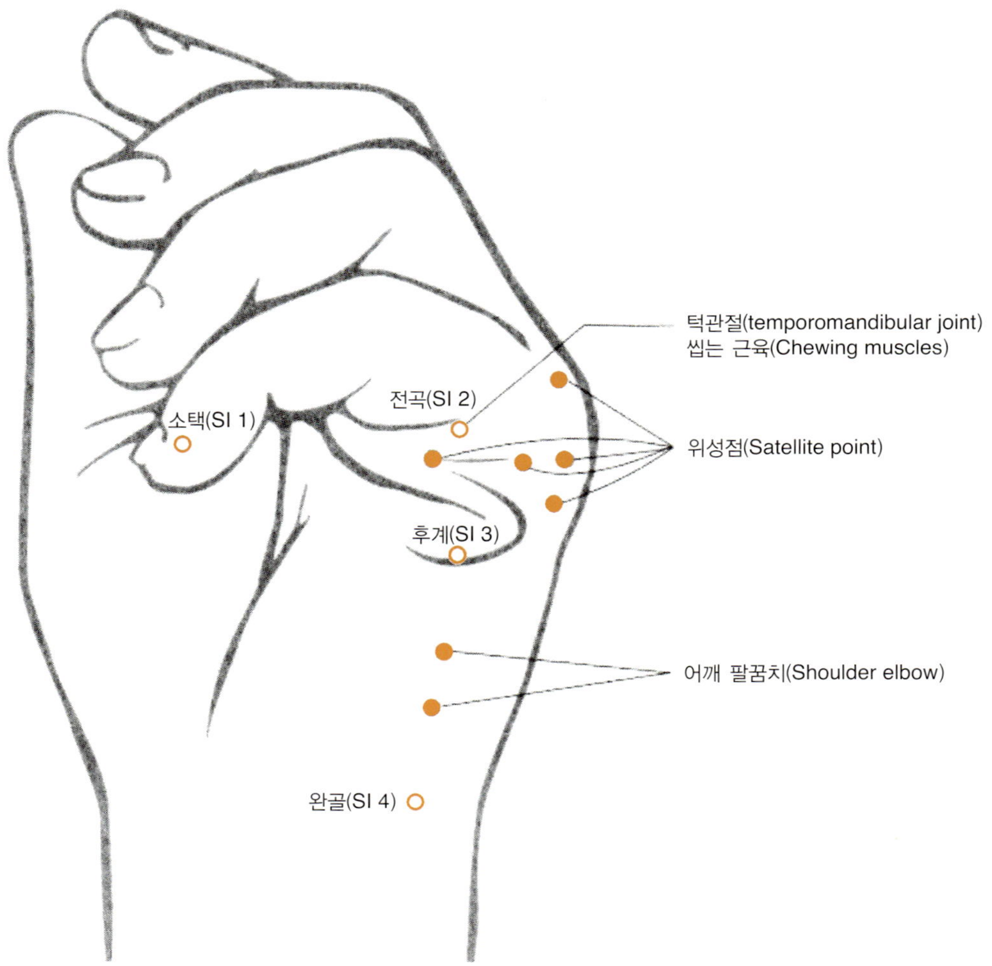

그림 70

손의 척추 쪽 경혈 국소체계(그림 68 참조)

9 통증 유발점 치료의 기술

통증 유발점 치료는 근근막 통증을 성공적으로 치료하기 위해 중요하다. 연관통 부위는 특히 이 부위가 통각과민이면, 자극 치료에는 적합하지 않다.[57~59] 모든 형태의 주변 자극은 증상을 악화할 수 있고 통증을 가중시킬 수 있다.[60] 이와 반대로 통증 부위로부터 멀리 떨어진 정상적인 피부와 그 밑의 근육을 자극하는 것은 충분히 가능하다. 이것은 많은 유발 근육과 통증 반사 부위의 많은 감각 변화를 수반하는 만성 근근막 통증의 경우에 좋은 대안이 될 수 있다. Hong과 그의 팀은 상이한 여러 물리치료 방법이 통증 문턱값에 미치는 직접적인 효과를 비교하였다.[61] 비교 결과, 모든 치료 형태〔Spray & Stretch, Hydro-collator, 초음파, 결합조직 마사지(Deep Pressure Massage)〕가 속임약보다 효율적인 것으로 드러났다. 최상의 결과는 Deep Pressure Massage를 통해 이루어졌다. 다른 치료형태 사이에는 차이가 발견되지 않았다.

치료의 목적은 다음과 같다.

- 병리학적으로 증가된 근육긴장의 완화
- 유발 근육에서 장애된 미세순환의 개선
- 수축된 근육의 이완과 정상 기능의 회복
- 자율신경 증상의 소멸(보통 통증 완화, 혈관 확장과 동시에 나타남)

통증 유발점 치료는 여러 방법으로 시술될 수 있다. 가장 간단한 가능성은 국소마취제를 이용한 국소 침윤이다.

경험이 많은 침술사는 많은 경우에 침을 놓는 것을 선호한다. 이것은 기술적으로 복잡한 방법이 아니더라도 비전문가들을 위해서 상세히 설명되어야 할 것이다.

흔히 이용되는 이 두 가지 치료방법 외에도 치료의 성공을 확실히 개선해주는 몇몇의 변형된 방법들이 자리를 잡았다.

1. Spray-Stretch 기술

Janet Travell과 David Simons는 이 치료를 이미 수년 전에 기술하였고 구조화하여 정교하게 만들었다. 통증 유발점의 위치를 정확히 파악한 이후에 해당하는 근육을 냉각 스프레이를 이용해 냉각한다. 먼저 경직된 근육줄기와 유발 부위에서 시작하여 통증 반사 부위 이후 전체 근육을 냉각한다. 이 치료의 목적은 신속한 피부온도의 변화이다. 냉동진통이 필수적이거나 필요하지 않기 때문에 피부를 냉동시킬 필요까지는 없다.

피부는 천천히(대략 10cm/s) 스프레이로 처리되어야 하며, 동일한 위치를 세 번 이상 처리해서는 안 된다. 이를 통해 근육조직의 냉각을 피하면서 피부에 자극효과를 줄 수 있다. 근육의 긴장완화를 이루기 위해서는 환자가 편안하게 누워 있어야 한다. 근육의 긴장완화를 강화하기 위해 매번의 냉각 이후 근육을 뜨겁고 촉촉한 압축기로 가열한다. 냉각과 가열 과정에서 근육은 수동적으로 이완되어야 한다. 유발 근육은 치료의 마지막에 다시 모든 부위에서 자유롭게 운동할 수 있어야 한다. 치료는 수주 동안 매주 1~3번 반복되어야 한다. 환자는 냉각 스프레이나 얼음을 이용해 치료를 가정에서 계속 진행할 수 있다(통증 유발점을 약 1분 정도 누르기도 한다). 두 가지 경우에서 모두 시술 후 근육을 가열하고 이완하여야 한다.[7]

2. 통증 유발점 주사법

Spray-Stretch 기술이 성공적이지 못하면 통증 유발점 주사법이 활용될 수 있다. 통증 유발점의 위치가 정확히 파악된 후 적은 양(0.5~1.0ml)의 국소마취제(예를 들어 0.5% 또는 1.0% Lidocaine)를 혈관수축제 없이 주사한다. 1, 2개의 근육에 있는 대략 4, 5개의 통증 유발점에 동시에 주사한다. 이 치료도 주 1~3회 반복해야 한다. 근육은 치료 이후에 이완되어야 하며 운동 부위는 조사되어야 한다. 예민한 통증 유발점의 국소마취 경우에는 결과가 수분 후에 바로 나타난다. 근육의 긴장완화와 통증의 완화는 다른 근육의 새로운 통증 유발점 위치를 검사하고 찾아내는 데 도움이 된다. 환자는 치료 사이 기간에 가정에서 트레이닝 프로그램을 실시할 수 있다. 생리식염수를 주사하면 통증 유발점의 국소마취 때와 비슷한 긍정적 결과를 얻을 수 있다. 장기간 지속되는 국소마취와 코스티코르테로이드는 통증 유발점 치료에 별로 도움이 되지 않는다. 이들을 치료에 사용하는 것은 아직도 논란의 대상이다.[62~67]

3. 침술

통증 유발점은 반드시 주사액 또는 국소마취제의 침윤을 통해서만 치료될 수 있는 것은 아니다. 단지 침을 놓는 것으로도 효과를 볼 수 있다. 주사된 약품의 마취작용과 특성이 치료의 성공을 무조건 보장하지 않고, 치료점을 정확히 맞추는 것이 중요하다는 사실이 밝혀졌다.

1) 침술적 의미의 침 기술

이러한 이유로 통증 유발점 치료에는 침술의 침도 적합하다. 그러나 마른침에서는 통증 완화가 통증 유발점의 국소마취처럼 바로 나타나지 않는다. 이 밖에도 환자들은 치료된 근육의 예민해진 감수성과 증가된 통증, 즉 초기단계의 악화를 호소한다. 동일한 치료 시간에 여러 개의 근육이 침술로 치료되면 사용된 침의 숫자가 늘어날수록 자극이 고조되어 근육에 반응성 잔류통증이 일어날 수도 있다는 사실에 주의한다.

중국 전통의 침에 비해 오늘날 사용하는 일회용 침은, 멸균과 관련하여 법정 근거를 충족시킨다는 장점만 있는 것은 아니다. 일회용 침은 침 끝이 더 미세하고 날카롭다.

침술의 침은 보통 수직 방향으로 찌른다. 침은 가슴 부위에서는 공기가슴증(pneumo thorax)을 막기 위해 접촉식으로 평자(平刺)한다. 이를 위해 먼저 피부를 집어서 들고 살집을 만들어 그 안으로 따라가며 찌른다.

침술이 단순히 침을 이용하는 기술 이상이라는 사실이 여기에서 강조된다. 침술의 효능도 단순한 통증치료 이상까지 미친다. 특정한 점들이 체계적으로 그물처럼 연결되어 있기 때문에(제8장 '1. 전통적 침술' 참조) 침술은 조절적인 치료이다. 침술의 모든 가능성을 활용하기 위해서는 침술원리에 대한 지식이 전제되어야 한다.

2) Gunn의 마른침을 이용한 근육내 자극 치료(IMS)

일반적인 통증 유발점 치료가 국소마취제의 국소 침윤으로 각각의 점들을 치료하는데 노력한다면, 마른침(Dry-Needle) 기술[72, 104]은 경결 중심부에 침을 찔러서 긴장된 근육띠(팽팽한 띠 : taut band) 전체를 이완시킨다.

이 방법은 밴쿠버의 Chan Gunn에 의해 개발되었고, Bonica가 창설한 시애틀의 다학과적 통증 클리닉에서 확실한 부분을 차지하고 있다. 근육내 자극(IMS)은 특별히 긴 바늘을 사용하는데, 근육의 경직된 줄기를 따라 침을 찌른다. 각각의 통증 유발점에 도달하면 local twitch response(LTR), 즉 해당하는 근육줄기가 만져질 수 있고 보일 수 있게 경련하는 반응이 나타난다. LTR의 유도는 Hong에 따르면, 근육줄기가 계속 이완될 수 있는 전제이다.[105] 다른 통증 유발점에 도달하기 위해 꽂은 침을 부분적으로 다시 뽑아 부채 모양으로 다른 방향으로 찌를 수 있다.

마른침(Dry-Needle) 기술은 수직 방향으로 침을 찌르는 것보다 환자에게는 더 아프지만—특히 장기간 지속되는 근육 경화에서는—상응점을 이용한 치료법과 물리적 수단을 이용한 치료보다 더 성공적일 수 있다. 그러나 근육에 대한 집중적 자극은 하루 또는 이틀 동안 통증을 남기기 때문에 IMS는 자주 시술할 수는 없다.

3) Very-Point 기술

매우 정확한 지점을 탐지하는 특별히 효율적인 방법 중 하나가 Gleditsch[97]의 Very-Point 기술이다. 여기에서는 치료해야 할 점의 자극중심을 두드려서 찾아낸다. 더욱이 바늘 자체를 통해서 섬세하게 탐지한다.

이 기술은 원래 기계장치에 의한 생전기적 점 측정이 불가능한 축축한 점막의 구강 침술 조건에 맞추기 위해 개발되었다. 그러나 Very-Point 기술은 모든 종류의 점을 통한 치료—여러 형태의 침술과 통증 유발점 치료—에서 점을 효율적으로 찾기 위해 사용될 수 있다. 오늘날에 이르러서야 사용되는 매우 섬세하고 날카롭게 다듬어진 일회용 침은 적당한 미세진동을 조작하여 측정하려는 부위의 점을 매우 잘 탐지하는 도구로 증명되었다. 경험에 의하면 통증 유발점 치료의 효율성은 점을 정확히 찾는 것을 통해 많이 증가될 수 있다.

점으로 된 치료 부위를 가볍게 두드리고 섬세하게 치면 침 끝을 접촉시키는 과정에서 손가락 끝으로 톡톡 두드렸던 부위의 중심에서 대개는 하나의 좁은 장소만이 'Punctum Verum(Very Point : 바로 그 지점)' 으로 반응한다(환자의 어깨 들썩임이나 얼굴의 표정 그리고 '거기' 또는 '지금' 처럼 대개 입으로 외치는 긍정). 바로 이 지점에서 생체의 조직 농도가 변화하여, 즉 점의 근육이 부드러워지고 이완되어 침을 저항 없이 직접 찌를 수 있다.

환자들은 침을 갖다 대고 두드리고 하는 것을 불편하게 생각하지만 Very-Point를 건드리면 해방된 것같이 통증을 느끼지 못한다. Punctum Verum의 특성은 피부가 가렵고 부풀어 오른 곳에 약한 국소마취제로 마취했을 때, 흔히 마취된 곳 안에서도 어떤 중심 지점은 감각이 살아 남아 있다가, 그 지점을 정확히 찾으면 제일 먼저 이완된다.

탐지하는 침은 예상되는 점의 부위를 스치듯 따라가며 최대한 긴장이 풀린 손을 이용해서 진행한다. 이것은 자쪽 손날을 받쳐주는 것을 통해 가능하다. 이렇게 환자의 근접한 피부 부위 위에서 손날을 받쳐주는 것은 치과 의사들의 확실하고 조용한 손놀림의 비밀이기도 하다. 바로 행해지는 자침은 수직 방향으로 이루어지며, 흔히 한 번의 얕은 찌르기만으로도 충분하다.

이러한 종류의 점 탐지는 환자가 매우 정확하게 Very-Point를 최적의 치료지점으로 느낄 수 있는 감각을 갖고 있으며, 치료사를 정확한 점으로 인도한다는 사실을 증명한다. 점을 정확히 찾았을 때 입에서 나오는 긍정은 몸동작을 동반하여 즉각적으로 나타나며, 치료에 대한 무의식적 동의이다. 이를 통해 치료의 성공률이 높아진다는 사실을 쉽게 이해할 수 있다.

4. 경화점(硬化點)

Von Preusser가 최초로 개발한 경화점 방법은 통증 유발점이 근육구조뿐 아니라 결합조직에 있다는 전제에서 출발한다.[107]

통증 유발점들이 일반적으로 근근막변화로 정의되지만, Preusser는 표면에 더 가까운 결합조직 구조의 경화를 지적한다. 이 부위에 흔히 아픈 작은 부위, 섬세한 촉진을 통해서만 위치가 파악되는 결절적 경화가 존재한다. Preusser와 다른 많은 경화점 이론 추종자들은 자신들의 경험과 성공을 중성적 기름의 탓으로 돌린다. 이 기름을 이용하여 촉진하는 손가락 끝이 미끄러질 수 있다. 근육층의 위쪽에 있는 결절적 표피 경화에서는 경화된 부위의 중심으로 정확히 주사하는 것이 중요하다. 이것은 제일 섬세한 바늘을 사용하여 국소마취제로 침윤하는 것을 통해 이루어진다. 바늘이 너무 깊이 들어가지 않아도 된다. 침술의 침도 사용이 가능하다. Preusser는 두 경우에서 모두 만족스러운 결과를 얻었다. 경화 중심을 주사할 때 때로는 작은 거품을 찌르는 듯한 — 귀로 들을 만한 소리까지 포함해서 — 인상을 받는다.

독일에서는 많은 사람들이 경화점을 믿고 따른다. 경화점은 통증 유발점이 단지 근근막적 현상일 뿐인가 하는 질문과 연결되어 있다. 경화점에서는 twitch response나 jump sign 같은 근육 반응이 나타나지 않는다. 작은 근육조직과 운동사슬이 그 기초이기 때문에 분포와 확산이 필수적이다. 근근막 통증 유발점은 운동기관에 대해 일차적인 연관을 갖지만, 경화점은 몸통 분절에 표면적으로 확산한다. 분절적 반사 복합체라는 의미에서 내장의 기능장애가 표면에 투사된 신호라는 것이 중요하다.

5. 경피적 전기 신경자극(TENS)

통증 유발점은 고주파(30~100Hz)나 저주파(1~5Hz) TENS를 통해 자극할 수 있다. 저주파 TENS에서도 통증 유발점의 자극은 멀리 떨어진 정상적인 피부 부위의 자극과 결합할 수 있다(그림 71). 보통의 감수성을 띠는 멀리 떨어진 부위의 자극은 하루에 여러 번 반복할 수 있다. 통증 유발점 자체는 주마다 3, 4회 이상 자극해서는 안 된다. 환자는 가정에서 치료를 진행해야 한다. 근육의 이완과 활동적인 트레이닝 프로그램은 TENS, 통증 유발점의 국소마취와 침술만큼 중요하다.

6. 레이저

헬륨-네온(HeNe)과 적외선 레이저 광선은 통증 유발점의 통증 문턱값과 압통 문턱값을 상승시킨다.[78~80] 동시에 HeNe 레이저가 저하된 값을 갖는 통증 유발점의 전기적 저항을 정상화한다는 것이 발견되었다. 적외선 레이저를 통해 근육 긴장도(tonus)가 개선된 심층작용과 감소를 기대할 수 있다. 관절의 동작범위도 동시에 개선되며, 근근막 통증에 의해 저하된 근력도 정상화된다. 이러한 이유 때문에 통증 유발점을 1~4 Joule/치료점의 분량으로 치료한다. 이때 에너지 밀도는 50~200(400) Joule/cm²까지 상승시킬 수 있다. 이것은 경혈에 맞춰진 레이저 치료를 10배나 능가하는 것이다. 반사 손실을 최소화하고 심층작용을 최대화하기 위해 레이저 치료는 가능하면 피부에 대해 직각으로 행해야 한다. 레이저 치료 자체가 근근막 치료에 효과적이지만, 다른 치료들과 결합하여 사용할 수 있다. 원칙적으로는 정신신체질환적 유발조건을 인과적

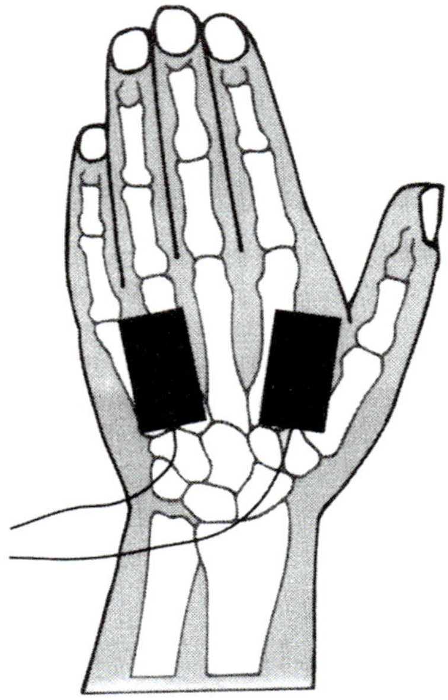

그림 71

저주파 TENS 치료를 위해 손등에 전자 고밀도체를 장착함

으로 치료해야 한다.

부작용에 대한 우려 때문에 지금까지 단 하나의 치료방법이 중단되었다. 저자들의 설문조사 결과에 따르면, 40%의 환자가 — 특히 장기간 효과를 고려할 때 — 바늘을 이용한 일반적인 경혈 치료를 레이저 치료보다 효과적이라고 생각했다. 나머지 40%는 신속하고 효과적인 통증완화와 장기간 지속되는 효과 때문에 레이저 치료를 선호했다. 따라서 근근막 통증의 치료를 위해서는 가장 적합한 개별적인 치료방법을 찾아내는 것이 중요하다.

레이저 치료의 특별한 장점은 치료의 결과를 바로 판단할 수 있다는 것이다. 경혈의 치료로는 치료 이후 압통 문턱값, 근력, 그리고 동작 범위가 바로 측정될 수 있다. 정상적인 기능의 회복이라는 측면에서 치료의 양을 정하고 선택한 치료의 중요성을 조정할 수 있다.[22, 81]

7. 자가 치료

많은 환자들이 근근막 통증의 원인이 고된 노동에 있다고 생각한다. 그러나 모니터 앞의 작업처럼 쉽고 정적인 부담이 특징적이고 유발 활동으로 나타나는 증후군을 유발한다〔손목굴 증후군(carpal tunnel syndrome), TOS, 목 뒤의 경화, 외상 등등〕. Janet Travell은 이를 위해 실천적인 연습을 권장한다. 작업장에서 최대한 멀리 떨어진 이른바 계란시계를 20분으로 설정하고 매번 시계쪽으로 왔다 갔다 하면서 경직된 근육을 이완하는 것이다. 좋은 신체 능력은 불필요한 유발 통증을 막는 최선의 방법이다. 대개 주마다 30분씩 세 번 땀이 날 때까지 운동하는 것이 기본 프로그램이다. 예를 들어 등세모근 부위의 통증을 유발하는 활동성 통증 유발점은 얼음찜질을 통해 간단히 해결할 수 있다. 근육을 1분 정도 냉각시키고 동시에 이완시키는 것이 가정에서 할 수 있는 성공적인 치료방법이다.

8. 비타민과 미량성분

Travell과 Simons는 비타민 C, B_1, B_6, B_{12}와 엽산(folic acid)의 중요성을 강조했다. 근근막 통증을 앓는 환자의 대략 반 정도가 장기간 지속되는 통증의 완화를 위해 이 비타민들을 이용한 치료를 했다.[7] 근육 내에 비타민 C가 충분한 것이 특별히 중요하게 보였다. 자체 결과와 Kraus와 Fischer의 보고는 이런 가정을 확인해 준다.[57] Shealy는 특히 만성적이고 치료에 저항적인 통증이 있는 흡연자들이 낮은 수치의 비타민 B_6를 가진다는 것을 보여줬다.[82]

헤모글로빈의 수치가 낮은 환자들은 통증 유발점 치료에 잘 반응하지 않는다(11 참조). 아연 결핍은 엔도르핀의 형성을 방해하며, 따라서 통증 유발점 치료의 나쁜 결과의 원인이 될 수 있다.

10 예후적 보조수단으로서의 통증 유발점 치료

통증 유발점의 국소진통 또는 침술은 통증과 근육의 경화, 유발 활동의 자가 증상을 제거한다. 동일한 분절적 신경분포와 통증 유발점을 갖는 내장의 기능에도 임시적인 반사 변화가 나타날 수 있다. 성공적인 통증 유발점 치료 이후 증상이 사라진 것이 환자에게 다른 중요한 질병이 없다는 보장은 아니다. 통증 유발점 치료의 효과가 완전하고 오래 지속된다면 통증의 일반적인 근근막 발생에 대해서는 확신해도 된다. 통증 유발점 치료 이후 나타나는 신경 증상(반사 변화, 감수성, 근력)의 개선은 통증 증후군의 근근막적 병인을 추가적으로 증명한다.

많은 환자들은 통증이 심한 통증 유발점의 성공적 치료 이후 새로운 증상과 통증을 호소한다. 이런 환자들은 수년간 여기저기 옮겨다니는 근근막 통증 때문에 고통을 받는 것이다. 가장 민감하고 최근에 나타난 통증 유발점을 제일 먼저 치료하고, 장기간 만족스러운 결과를 위해 이후 활성화하고, 통증을 유발하는 오래된 일련의 통증 유발점들도 치료해야 한다. 일차적인 통증 유발점을 찾는 일이 성공하면 치료는 모든 증상을 완전히 제거할 수 있다.

11 치료에 저항적인 근근막 통증

통증 유발점 치료를 시행했는데도 통증이 계속 존재한다면 다른 병인론적 요인을 고려해 보아야 한다.[22, 84] 여기에는 아래와 같은 요인들이 해당할 수 있다.

- 전신 질환(류머티즘 관절염, 기타 결합조직 질병, 종양, 빈혈 등)
- 국부적 신경손상(신경뿌리의 부분적 압박, 말초적 신경 감돈 등)
- 지속되는 침해 수용 감각(염증, 관절증적 관절 등)[85, 86]
- 인체공학적 요인
- 사회경제적 요인
- 사회심리적 조건(가정, 결혼, 노동)
- 유전적 요인
- 호르몬 균형의 변화(갑상선 저하, 갱년기 전 출혈, 고알도스테론혈증 등)
- 비타민과 미량성분의 결핍(비타민 B_1, B_6, B_{12}, C, 엽산, Fe, Zn)
- 영양보조성분(글루코사민, 콘드로이틴)[119~122]

치료가 훌륭하지만 짧은 기간만 지속되는 통증의 완화를 초래한다면 위의 요인들을 항상 고려해야 한다. 이런 요소들을 제거한 후에 장기간 지속되는 완전한 치료를 기대할 수 있다.

12 환자들의 경험담

1. 사례 ①

H.K.는 54세의 중년 가정주부이다. 10년 동안 왼쪽 정수리에 극심한 두통을 겪었다. 두통은 시간이 지날수록 심해졌으며, 초기에는 단지 몇 시간만 지속되던 통증이 점차 길어지고 빈번해져서 정수리 주위에 모자를 쓴 것같이 항상 압박감을 느꼈다. 환자는 뇌암에 걸렸다고 확신하였다. 따라서 대학병원의 신경과에서 전체 조사를 받았지만 병리학적 증거가 발견되지 않았다. 몇 년 후 환자는 점점 어지러움을 느끼게 되었고, 어느 날 정신을 잃을 정도로 걸을 때 불안했다. 1981년 2월의 응급수술에서 수막종이 제거되었다. 수술 이후에도 왼쪽의 두통이 지속되었고, 오른쪽 눈 주위의 통증이 추가로 발생했다. 진통제, 우울증 치료제, 항불안제, 물리치료를 받았지만 큰 효과가 없었다. 환자는 1982년 9월에 한 통증 클리닉에 이송되었고, 왼쪽 머리널판근, 목빗근에 0.5% 리도카인 1~2ml가 주사되었다. 몇 분 후 왼쪽의 두통이 사라졌으며, 이후 계속 이 상태를 유지하였다. 반부전마비의 재활과 다른 부위의 근근막 통증을 완화시키기 위해 침술과 통증 유발점 주사법이 계속 사용되었다. 머리 둘레에 단단한 밴드가 둘러져 있는 듯한 느낌이 사라지고 머리널판근의 전이 부위가 사라진 것이 정기검진을 받은 1년 반 후에도 지속되었다.

2. 사례 ②

R.T.는 55세의 과체중의 여비서이다. 36년 이상 오른쪽에 두통을 앓았다. 처음에는 현기증과 구토감을 동반하는 편두통적인 두통이 발생했다. 시간이 지날수록 두통이

빈번해졌고, 최근 수년 동안에는 목 뒤에서 시작해서 정수리와 눈으로 확산되는 망치로 치는 듯한 강한 오른쪽 통증을 매일 겪었다. 두통이 시작되면 오른쪽 코에서 콧물이 흘렀고, 신체 상태가 나쁘고 혈압이 상승했으며(180/110mmHg), 다리부종이 발생했다. 응급치료에서 오른쪽 머리널판근, 등세모근, 목빗근의 극단적으로 민감한 통증 유발점을 침술을 이용해 치료했다. 2주 후에 비슷한 침술 치료가 다시 한번 시술되었다. 이 침술 치료를 통해 환자는 다섯 달 이상 두통을 겪지 않았다. 이후 증상이 부분적으로 재발되었으나 등세모근, 머리널판근, 목빗근의 대표적 통증 유발점에 대한 침술 치료를 통해 쉽게 억제될 수 있었다. 혈압은 약을 복용하지 않아도 다시 거의 정상이 되었고(140/100mmHg), 다리부종은 더 이상 지속되지 않았다. 다른 치료 결과를 위해 신체 건강을 개선하고 삶의 방식과 식사습관을 바꾸는 것이 필수적이었다.

3. 사례 ③

E.P.는 83세의 고령 여성이다. 거의 10년 동안 격렬하고 발작적인 뒤통수 통증과 수직적인 두통을 겪었다. 발작 증상은 머리널판근, 반가시근, 목빗근의 양쪽 통증 유발점에 대한 일련의 주사 치료를 통해 쉽게 제어될 수 있었다. 통증이 찾아오지 않는 시간이 점차 6개월까지 지속되었고, 이후 발작 증상이 재발했다. 1982년에는 반복된 통증 유발점 주사 치료를 시행했지만 두통의 발생빈도가 증가하여 만성 두통이 되었다. 환자는 이 밖에도 노인성 당뇨병, 부갑상선기능항진증과 맹장 기능장애를 겪었다. 이 장애들은 모두 통제 가능하였으며 환자의 상태는 짧은 시간 간격으로 검사실에서 검사되었다. 때문에 낮은 헤모글로빈 수치와 적혈구용적률을 갑자기 발견한 것은 놀라운 일이었다. 곧 바로 잠재 출혈이 나타났다. 완전한 조사의 범위 내에서 대장 내시경으로 가로창자에서 출혈 부위를 발견했다. 기본 질병으로 초기 단계의 암이 진단되었다. 단순한 결장반절제술(hemicolectomy)을 통해 환자의 상태가 급격히 나아졌다. 환자의 두통은 통증 유발점 주사 치료에 다시 반응하기 시작했다. 반년 후 두통이 재발했고, 계속 치료하였으나 별 반응이 나타나지 않았다. 치질에 의한 출혈로 헤모글로빈 수치는 다시 저하하였다. 출혈을 억제하고 철분 섭취를 통해 헤모글로빈 수치가 상승된 이후 두통은 다시 통증 유발점 치료에 반응했다. 환자는 86세에 바이러스 감염으로 사망했다.

4. 사례 ④

P.S.는 36세로 사무직에 종사하는 여성이다. 수년간 치료에 저항하는 두통, 어깨와 팔 부위의 증후군에 시달렸으며, 이 때문에 침술 치료로 전환하였다. 핵심적인 과다긴장이 몇 년 전에 확인되었으며, 과다긴장 완화제(Prazosin 2mg 하루 2회, Oxprenolol 20mg 매일, 그리고 Hydrochlorothiazid+Amilorid 5mg 매일 복용)를 복용하고 있었다. 환자의 목 뒤와 어깨 근육은 매우 단단하게 유발으로 형성되어 있었다. 이외에도 눈썹과 다리에 심한 부종이 형성되어 있었다. 환자의 혈압은 190/105와 210/115mmHg 사이였다. 경직된 목 뒤와 어깨 근육의 통증 유발점을 국부적으로 침을 이용해 치료함으로써 두통, 팔 부위의 통증과 무감각이 즉시 해결되었다. 부종마저도 현격하게 줄어들었다. 그러나 이 효과는 며칠 동안만 지속되었으며 증상이 재발하였다. 반복된 치료에 대한 반응은 효과적이지 않았다. 고혈압이 호르몬 때문일 것이라는 추정 때문에 환자는 별다른 이상이 없었지만 다시 한번 정밀검사를 받게 되었다. 이번에는 원인이 밝혀졌다. 제일 먼저 고알도스테론혈증이 확인되었고, 이후 부신샘종(adrenal adenoma)의 위치가 파악되었다. 종양 제거 후에 혈압이 정상으로 돌아왔으며, 약물 없이 정상적인 수치에 머물렀다. 목 뒤와 어깨 근육에 대한 치료도 더 이상 필요하지 않았다.

참고문헌

1. *Froeriep, R.:* Ein Beitrag zur Pathologie und Therapie des Rheumatismus. Weimar 1843
2. *Lange, F., Eversbusch, G.:* Die Bedeutung der Muskelhärten für die allgemeine Praxis. Münch. med. Wochschr. 68: 418, 1921
3. *Schade, H.:* Beiträge zur Umgrenzung und Klärung einer Lehre von der Erkältung. Z. Gesamte Expo. Med. 7: 275 – 374, 1919
4. *Lange, M.:* Die Muskelhärten (Myogelosen). J. F. Lehmann's Verlag, München 1931
5. *Kellgren, J. H.:* Observations on referred pain arising from muscle. Clin. Sci. 3: 175, 1938
6. *Travell, J., Rinzler, S. H.:* Myofascial genesis of pain. Postgrad. Med. 11: 425 – 434, 1952
7. *Travell, J. G., Simons, D. G.:* Myofascial Pain and Dysfunction. The Trigger Point Manual, Volume 1. Williams & Wilkins. Baltimore/London 1983
8. *Travell, J. G., Simons, D. G.:* Myofascial Pain and Dysfunction. The Trigger Point Manual, Volume 2. Williams & Wilkins. Baltimore, MD, 1992
9. *Moss, L.:* Acupuncture and you. New Approach to Treatment based on the Ancient Method for Healing. Elck Books, London 1965
10. *Melzack, R., Stillwell, D. M., Fox, E. J.:* Trigger points and acupuncture points for pain: correlations and implications. Pain 3: 3 – 23, 1977
11. *Kraus, H.:* Triggerpoints and acupuncture. Acupuncture & Electro-Therapeut. Res., Int. J. 2: 323 – 328, 1977
12. *Chung, C.:* Ah-shih point. Pressed-pain point in acupuncture. Acupuncture Research Quarterly. 2: 79 – 97, 1978
13. *Hänninen, O., Pöntinen, P. J., Vaskilampi, T., Sisto, T.:* Finnish traditional healing methods today: results from interview studies on cupping and moxibustion. Scand. J. Acup. & Electrother. 3: 4 – 12, 1988
14. *Glogowski, G., Wallraff, J.:* Ein Beitrag zur Klinik und Histologie der Muskelhärten (Myogelosen). Z. Orthop. 80: 237, 1951
15. *Hong, C.-Z., Torigoe, Y.:* Electrophysiological characteristics of localized twitch responses in responsive taut bands of rabbit skeletal muscle fibers. J. Musculoskeletal Pain 2: 17 – 43, 1994
16. *Dexter, J., Simons, D. G.:* Local twitch reponse evoked by palpation and needle penetration of a trigger point in human muscle. Pain, suppl. 1: 279, 1981
17. *Macdonald, A.:* Abnormally tender muscle regions and associated painful movements. Pain 8: 197 – 205, 1980
18. *Airaksinen, O., Pöntinen, P. J.:* The reliability of the pain threshold algometry on latent myofascial trigger points in healthy Finnish students. First International Symposium on Myofascial Pain and Fibromyalgia, Minneapolis, 8 – 10 May, 1989
19. *Pöntinen, P. J., Airaksinen, O.:* The effect of low power infra-red laser on latent myofascial trigger points. First international Symposium on Myofascial Pain and Fibromyalgia, Minneapolis, May 8 – 10, 1989
20. *Vecchiet, L., Giamberardino, M. A., Dragani, L., de Bigontina, P., Albe-Fessard, D.:* Latent myofascial trigger points: changes in muscular and subcutaneous pain thresholds at trigger point and target level. J. Man. Med. 5: 151 – 154, 1990
21. *Janssens, L. A.:* Trigger points in 48 dogs with myofascial pain syndromes. Vet. Surg. 20: 274 – 278, 1991
22. *Pöntinen, P. J., Pothmann, R.:* Laser in der Akupunktur, 2. Aufl. Hippokrates, Stuttgart 1999
23. *Lous, I., Olesen, J.:* Evaluation of pericranial tenderness and oral function in patients with common migraine, muscle contraction headache and »combination headache«. Pain 12: 385 – 393, 1982
24. *Wänman, A., Agerberg, G.:* Headache and dysfunction of the masticatory system in adolescents. Cephalalgia 6: 247 – 255, 1986
25. *Sjaastaad, O., Saunte, C., Graham, J. R.:* Chronic paroxysmal hemicrania. VII. Mechanical precipitation of attacks: new cases and localization of trigger points. Cephalalgia 4: 113 – 124, 1984
26. *Fricton, J. R.* et al.: Myofascial pain syndrome of the head and neck: a review of clinical characteristics of 164 patients. Oral Surg, Oral Med, Oral Pathol 60: 615 – 623, 1985

27. *Hong, C.-Z., Simons, D. G., Statham, L.:* Electromyographic analysis of local twitch responses of human extensor digitorum communis muscle during ischemic compression over the arm. Arch. Phys. Med. Rehabil. 67: 680, 1986
28. *Neoh, C. A., Jawan, B., Lee, J. H.:* Forearm pain and daily anesthetic work. Chinese J. Pain 3: 44 - 50, 1993
29. *Jones, D. A., Newham, D. J., Clarkson, P. M.:* Skeletal muscle stiffness and pain following eccentric exercise of the elbow flexors. Pain 30: 233 - 242, 1987
30. *Hubbard, D. R., Berkoff, G. M.:* Myofascial trigger points show spontaneous needle EMG activity. Spine 13: 1803 - 1804, 1993
31. *Ahonen, E., Hakumäki, M., Mahlamäki, S.,* et al.: Acupuncture and physiotherapy in the treatment of myogenic headache patients: pain relief an EMG activity. Advances in Pain Research an Therapy, Vol. 5., *Bonica, J. J., Lindblom, U., Iggo, A.,* Eds., Raven Press, New York 1983, p. 571
32. *Mahlamäki, S.:* EMG-activity of trapezius muscle in tension neck patients and controls. IVth Nordic Congress on Acupuncture, Malmö, May 25 - 27, 1884
33. *Simons, D. G.:* Muscular pain syndromes. In: *J. R. Fricton, E. Awad* (Eds.), Advances in Pain Research and Therapy, Vol. 17, Raven Press, New York, 1990, pp. 1 - 41
34. *Njoo, K. H., Van der Does, E.:* The occurrence and inter-rater reliability of myofascial trigger points in the quadratus lumborum and gluteus medius: a prospective study in non-specific low back patients and controls in general practice. Pain 58: 317 - 323, 1994
35. *Gunn, C. C., Milbrandt, W. E.:* Early and subtile signs in low-back sprain. Spine 3: 267, 1978
36. *Fischer, A. A.:* Pressure algometry over normal muscles. Standard values, validity and reproducibility of pressure threshold. Pain 30: 115 - 126, 1987
37. *Fischer, A. A.:* Pressure threshold measurement for diagnosis of myofascial pain and evaluation of treatment results. Clin. J. Pain 2: 207 - 214, 1987
38. *Mäkelä, S., Pöntinen, P. J.:* Pressure-pain threshold measurement in the localisation of myofascial trigger points. Scand. J. Acup & Electrotherapy 3: 100 - 104, 1988
39. *Jensen, K., Andersen, H. Ö., Olesen, J., Lindblom, U.:* Pressurepain threshold in human temporal region. Evaluation of a new pressure algometer. Pain 25: 313 - 323, 1986
40. *Reeves, J. L., Jaeger, B., Graff-Radford, S. B.:* Reliability of the pressure algometer as a measure of myofascial trigger point sensitivity. Pain 24: 313 - 321, 1986
41. *Pöntinen, P. J.:* Trigger point location and sensitivity measurement. Scand. J. Acupuncture & Electrother. 2: 113 - 115, 1987
42. *Fischer, A. A.:* Pressure tolerance over muscles and bones in normal subjects. Arch. Phys. Med. Rehabil. 6: 406 - 409, 1986
43. *Pöntinen, P. J., Vuoto, L.:* Pressure algometry in low back patients and healthy controls. Second World Congress on Myofascial Pain and Fibromyalgia. MYOPAIN '92, Copenhagen, Aug 17 - 20, 1992
44. *Fischer, A. A.:* Clinical use of tissue compliance meter for documentation of soft tissue pathology. Clin. J. Pain 3: 23 - 30, 1987
45. *Airaksinen, O., Ylinen, J., Pöntinen, P. J.:* Reliability and repeatability of handhold tissue complicance meter. Second World Congress on Myofascial Pain and Fibromyalgia. MYOPAIN '92, Copenhagen, Aug 17 - 20, 1992
46. *Fischer, A. A., Chang, C. H.:* Electromyographic evidence of paraspinal muscle spasm during sleep in patients with low back pain. Clin. J. Pain 1: 147 - 154, 1985
47. *Fricton, J. R.* et al.: Myofascial pain syndrome: electromyographic changes associated with local twitch response. Arch. of Physical Med. Rehab. 5: 314 - 317, 1985
48. *Diakow, P. R.:* Differentiation of active and latent trigger points by thermography. J. Manipulative Physiology and Therapeutics 15: 439 - 441, 1992
49. *Kruse, R. A. Jr., Christiansen, J. A.:* Thermographic imaging of myofascial trigger points: a follow-up study. Arch. Phys. Med. Rehab. 73: 819 - 823, 1992
50. *Neoh, C. A., Jawan, B., Lee, J. H.:* Thermography in the diagnosis of trigger points induced forearm pain. Chinese J. Pain 3: 51 - 57, 1993
51. *LeRoy, P. L., Christian, C. R., Filasky, R.:* Diagnostic thermography in low back pain syndromes. Clin J. Pain 1: 4 - 13, 1985
52. *Schimek, J. J.:* Myofaszielle Triggerpunktsyndrome im Bereich des Schultergürtels – Eine klinisch-experimentelle Studie. Schmerz 5: 101 - 105, 1983
53. *Simons, D. G., Travell, J. G.:* Myofascial origins of low back pain. 1. Principles of diagnosis and treatment. Postgraduate Med. 73: 66 - 73, 1983
54. *Simons, D. G., Travell, J. G.:* Myofascial origins of low back pain. 2. Torso muscles. Postgraduate Med. 73: 81 - 90, 1983
55. *Simons, D. G., Travell, J. G.:* Myofascial origins of low back pain. 3. Pelvic and lower extremity muscles. Postgraduate Med. 73: 99 - 106, 1983
56. *Sola, A. E., Williams, R. L.:* Myofascial pain syndromes. Neurology (NY) 6: 91 - 95, 1956
57. *Kraus, H., Fischer, A. A.:* Diagnosis and treatment of myofascial pain. Mount Sinai J. Med. 58: 235 - 239, 1991
58. *Sola, A. E.:* Myofascial trigger point therapy. Resident & Staff Physician 38 - 45, August 1981
59. *Sola, A. E., Bonica, J. J.:* Myofascial pain syndromes. Chapter 21, In: The Management of Pain (Second edition). Edited by *J. J. Bonica, J. D.*

Loeser, C. R. Chapman, W. E. Fordyce. Lea & Febiger, Philadelphia 1990, pp. 352 – 367

60. *Pöntinen, P. J.:* Acupuncture hyperstimulation syndrome. Am. J. Acupuncture 7: 161 – 165, 1979
61. *Hong, C.-Z., Chen, Y.-C., Pon, C. H., Yu, J.:* Immediate effect of various physical medicine modalities on pain threshold of an active myofascial trigger point. J. Musculoskeletal Pain 1: 37 – 53, 1993
62. *Frost, F. A., Jensen, B., Siggard-Andersen, J.:* A control, double-blind comparison of mepivacaine injection versus saline injection for myofascial pain. Lancet 1 (8167): 491 – 501, Mar 8, 1980
63. *Hong, C.-Z.:* Trigger point injection: Dry needling vs lidocaine injection. Amer. J. Phys. Med. Rehabil. 71: 251, 1992
64. *Hong, C.-Z.:* Myofascial trigger point infection. Critical Reviews in Physical Medicine and Rehabilitation 5: 203 – 217, 1993
65. *Hong, C.-Z.:* Considerations and recommendations regarding trigger point injection. J. Musculoskeletal Pain 2: 29 – 59, 1994
66. *Ready, L. B., Kozody, R., Barsa, J. E., Murphy, T. M.:* Trigger point injections vs. jet injection in the treatment of myofascial pain. Pain 15: 201 – 206, 1983
67. *Lach, R.:* Impletol-Blockaden beim atypischen Schmerzzustand. Medizinische Dokumentation CIBA September 1971, 2 – 11
68. *Dorigo B., Bartoli, V., Grisillo, D. and Beconi, D.:* Fibrositic myofascial pain in intermittent claudication. Effect of anesthetic block of trigger points on exercise tolerance. Pain 6: 183 – 190, 1979
69. *Chung, C.:* Acupuncture treatment of injuries. Acupuncture Research Quarterly 3: 97 – 100, 1979
70. *Gleditsch, J.:* Das Punkt-Phänomen in der Trigger-Punkt-Therapie und in der Akupunktur. Akupunktur – Theorie und Praxis 14: 1014, 1986
71. *Lewit, K.:* The needle effect in the relief of myofascial pain. Pain 6: 83 – 90, 1979
72. *Gunn, C. C.:* Treating Myofascial Pain. Intramuscular Stimulation (IMS) for Myofascial Pain Syndromes of Neuropathic Origin. Multidisciplinary Pain Center, University of Washington Medical School, Seattle WA 98195 USW, 1989
73. *Macdonald, A.:* Segmental acupuncture therapy. Acupuncture & Electro-Therapeutics Res., Int. J. 8: 267 – 282, 1983
74. *Rautio, H., Lehtinen, K., Pöntinen, P. J.:* Effects of low and high frequency TENS on latent trigger points in healthy subjects. Scan. J. Acup. & Electrotherapy 5: 88 – 96, 1990
75. *Airaksinen, O., Pöntinen, P. J.:* Effects of electrical stimulation of myofascial trigger points with tension headache. Acupuncture & Electro-Therapeutics Res. Int. J. 17: 285 – 290, 1992
76. *Procacci, P., Zoppi, M. and Maresca, M.:* Transcutaneous electrical stimulation in low back pain: a critical evaluation. Acupuncture & Electro-Therapeutics Res., Int. J. 7: 1 – 6, 1982
77. *Fargas-Babjak, A., Rooney, P., Gerecz, E.:* Randomized trial of Codetron for pain control in osteoarthritis of the hip/knee. Clin. J. Pain 5: 137 – 141, 1989
78. *Airaksinen, O., Mattila, M. A. K., Pöntinen, P. J.:* Low-power laser effect on myofascial trigger point sensitivity. Scand. J. Acup. & Electrotherapy. 3: 105 – 110, 1988
79. *Airaksinen, O., Rantanen, P., Kolari, P. J., Pöntinen, P. J.:* Effects of infra-red laser irradiation at the trigger points. Scand. J. Acup. Electrother. 3: 56 – 61, 1988
80. *Snyder-Mackler, L.* et al.: Effect of Helium-Neon Laser on musculo-skeletal trigger points. Physical Therapy 7: 1087 – 1089, 1986
81. *Pöntinen, P. J., Airaksinen, O.:* Evaluation of myofascial pain and dysfunction syndromes and their response to low level laser therapy. J. Musculoskeletal Pain (in press)
82. *Shealy. N.:* Persönl. Mitteilung 1996
83. *Harding, V. R., De C Williams, A. C., Richardson, P. H., Nicholas, M. K., Jackson, J. L., Richardson, I. H., Pither, C. E.:* The development of a battery of measures for assessing physical functioning of chronic pain patients. Pain 58: 367 – 375, 1994
84. *Hopwood, M. B., Abram, S. E.:* Factors associated with failure of trigger point injections. Clin. J. Pain 10: 227 – 234, 1994
85. *Bogduk, N., Simons, D. G.:* Neck pain: joint pain or trigger points? In: Progress in Fibromyalgia and Myofascial Pain, Pain Research and Clinical Management, vol. 6, chapter 20. Edited by *H. Vaerøy, H. Merskey*. Elsevier Science Publishers, Amsterdam/New York 1993, pp. 267 – 273
86. *Brucini, M., Duranti, R., Galletti, R.,* et al.: Pain thresholds and electromyographic features of periarticular muscles in patients with osteoarthritis of the knee. Pain 10: 57 – 66, 1981
87. *Delaney, G. A., McKee, A. C.:* Inter- an intra-rater reliability of the pressure threshold meter in measurement of myofascial trigger point sensitivity. Am. J. Phys. Med. Rehabil. 72: 136 – 139, 1993
88. *Nice, D. A., Riddle, D. L., Lamb, R. L., Mayhew, T. P., Rucker, K.:* Intertester reliability of judgments of the presence of trigger points in patients with low back pain. Arch. Phys. Med. Rehabil. 73: 893 – 898, 1992
89. *Jaeger, B., Reeves, J. L.:* Quantification of changes in myofascial trigger point sensitivity with the pressure algometer following passive stretch. Pain: 27: 203 – 210, 1986
90. *Pöntinen, P. J.:* Akupunktuuri Lääketieteellisenä hoitomuotona. Lääketieteellinen Oppimateriaalikustantamo, Tampere, 1983
91. *Gunn, C. C., Ditchburn, F. G., King, M. H., Renwick, G. J.:* Acupuncture loci – a proposal to their

classification according to their relationship to known neural structures. Am. J. Ching. Med. 4: 183–195, 1976
92. *Gunn, C. C.:* Type IV acupuncture points. Am. J. Acupuncture 5: 51–52, 1977
93. *Hong, C.-Z., Simons, D. G., Simons, L.:* Persistence of local twitch response with loss of conduction to and from the spinal cord. Arch. Phys. Med. Rehabil. 69, 789, 1988
94. *Tilscher, H., Eder, M.:* Lehrbuch der Reflextherapie. Hippokrates Stuttgart 1986, 27–30
95. *Vecchiet, L., Dragani, L., de Bigontina, P., Obletter, G., Giamberardino, M. A.:* Experimental referred pain and hyperalgesia from muscles in humans. In: New Trends in Referred Pain and Hyperalgesia, Pain Research and Clinical Management, vol. 7, chapter 19. Edited by *L. Vecchiet, D. Albe-Fessard, U. Lindblom, M. A. Giamberardino.* Elsevier Science Publishers, Amsterdam/New York 1993, pp. 239–249
96. *Gleditsch, J. M.:* Mundakupunktur und andere Mikrosysteme. In: *Pothmann, R.* (Hrsg.): Systematik der Schmerzakupunktur. 2. Aufl. Hippokrates, Stuttgart 2000
97. *Gleditsch, J. M.:* Mundakupunktur. – Schorndorf: WBV, 1988
98. *Sauer, H.:* Der pseudosinugene Kopfschmerz, ein neuromuskuläres, cervicogenes Irritationssyndrom. Vors. 68. Vers. d. Vereinigg. südwestdt. HNO-Ärzte, Bad Homburg 1984
99. *Reich, W.:* Ausgewählte Schriften – Eine Einführung in die Orgonomie. Kiepenheuer & Witsch, Köln 1976
100. *Lowen, A.:* The language of the body. Collier Books, London – New York 1958
101. *Maasa-Teeguarden, I.:* The Joy of Feeling. Japan Publications Inc., Tokyo – New York, 3. Aufl. 1996
102. *Weintraub, A.:* Die Grenzen der psychosomatischen Kreuzschmerzanalyse. Die Med. Welt, Mai 1977
103. *Gleditsch, J.:* Akupunktur in der Hals-Nasen-Ohren-Heilkunde. 2. Aufl. Hippokrates. Stuttgart 1999
104. *Behrens, N.:* Triggerpunkte bei myofaszialen Schmerzen. In: *Pothmann, R.* (Hrsg.): Systematik der Schmerzakupunktur. 2. Aufl. Hippokrates Stuttgart 2000
105. *Yamamoto, T., W. Marić-Oehler:* Yamamoto Neue Schädelakupunktur YNSA. – Freiburg/Brsg.: Chun-Jo, 1991
106. *Sauer, H.:* Halsbedingte myoneuralgische Irritationsbeschwerden, ein Vorschlag zur Therapie durch den HNO-Arzt. Laryngol.-Rhinol. / Zschr. f. HNO-Heilk. 3 (1988) 89–140
107. *Preusser, W.:* Störfeld und Gelose. Ärztezeitschr. für Naturheilverf. 24 (1983) 446–452
108. *Gleditsch, J.:* Therapie entzündlicher Hals-, Nasen-, Ohren-, Mund- und Kieferkrankheiten. HNO Heute 3, 169–175, Springer, Berlin 1983
109. *Siener, R.:* NPSO – Neue Punktuelle Schmerz- und Organtherapie. Heinrich, Wiesbaden 1996
110. *Garten, H.:* Neue Punktuelle Schmerz- und Organtherapie nach Siener (NPSO). In: *Pothmann, R.* (Hrsg.): Systematik der Schmerzakupunktur. 2. Aufl. Hippokrates Stuttgart 2000
111. *Weihe, A.:* Zeitschr. d. Berliner Vereins homöop. Ärzte, V (1886), 206–244
112. *Head, H.:* On Disturbances of Sensation with Especial Reference to the Pain of Visceral Disease. Brain 16 (1893), London
113. *Head, H.:* Die Sensibilitätsstörungen der Haut bei Viszeralerkrankungen. Hirschwald, Berlin 1898
114. *Heine, H.:* Funktionelle Morphologie der Akupunkturpunkte. Akupunktur – Theor. u. Prax. 16 (1988) 4–11
115. *Balters, W.:* Ausgewählte Schriften und Vorträge, Festschrift z. 80. Geb. Hrsg. Herrmann, C., Heidelberg 1973
116. *Rubach, A.:* Propädeutik der Ohrakupunktur, 2. Aufl. Hippokrates, Stuttgart 2000
117. *Pöntinen, P.* in: *Pöntinen, P., Pothmann, R.*, Laser in der Akupunktur. 2. Aufl. Hippokrates, Stuttgart 1999
118. *Gur, A., Sarac, A. J., Cevik, R., Altindag, O., Sarac, S.:* Efficacy of 904 nm Gallium Arsenide Low Level Laser Therapy in the Management of Chronic Myofascial Pain in the Neck: A Double-Blind and Randomized-Controlled Trial. Lasers Surg. Med. 35 (2004): 229–235
119. *Richy, F., Bruyere, O., Ethgen, O., Cucheat M., Henrotin, Y., Reginster, J.-Y.:* Structural and Symptomatic Efficacy of Glucosamine and Chondroitin in Knee Osteoarthritis. A Comprehensive Meta-Analysis. Archives of Internal Medicine July 163 (2003): 1514–22
120. *Mazieres, B., Combe, B., Phan Van, A., Tondut, J., Gynfeltt, M.:* Chondroitin Sulphate in Osteoarthritis of the Knee: a Prospective, Double-Blind, Placebo Controlled Multicenter Study. Journal of Rheumatology. Jan 28 (2001): 173–181
121. *Michel, B. A.:* Chondroitin Sulphate Has a Direct, Stabilizing Effect on Joints. Medical Tribune. 35 (2002) 44–46
122. *Reginster, J.-Y., Deroisy, R., Rovati, L. C., Lejeune, E., Bruyere, O., Giacovelli, G., Henrotin, Y., Dacre, J. E., Gossett, C.:* Long-Term Effects of Glucosamine Sulphate on Osteoarthritis Progression: A Randomized, Placebo-Controlled Clinical Trial. Lancet Jan 27 (2001): 251–256

찾아보기

ㄱ

가성 신경뿌리 통증 82
가성 좌골통증 84
가슴등근육 59
가시아래근 18, 41
가시위근 40
가자미근 73
가쪽날개근 24
가쪽넓은근 69
감각 변화 12
견갑거근 38
경반극근 28
경판상근 28
경피적 전기 신경자극 115
경혈 99
경화점 114
고관절 91
골반근육 65
골퍼 팔꿈치 78
공기가슴증 112
관자근 23
광배근 59
교근 22
구강 경혈 104
구강 침술 102
국소 압통점 101
궁둥구멍근 66
극상근 40
극하근 41
근근막 통증 증후군 3
근육 긴장도 115
근육의 통점 6
근전도 측정 20
긴노쪽손목폄근 48
긴엄지굽힘근 56
깨물근 22

ㄴ, ㄷ, ㄹ

내측광근 69
내측익돌근 26
넓은등근 59
넙다리곧은근 69
넙다리근막긴장근 65
넙다리네갈래근 68
넙다리두갈래근 70
노쪽손목굽힘근 57
다리 68
다열근 63
대능형근 46
대원근 42
대퇴근막장근 65
대퇴사두근 68
대퇴이두근 70
대퇴직근 69
대흉근 16, 46
동의점 100
동종요법 4

두침 침술 102
두통 75
두판상근 27
뒤목갈비근 32
등세모근 16, 35
디스크 탈출증 94
레이저 115
림프 벨트 106

ㅁ, ㅂ, ㅅ

마른침 기술 112
머리널판근 27
목갈비근육 32
목널판근 28
목반가시근 28
목빗근 16, 29
목의 가성 신경뿌리 통증 82
뭇갈래근 63
반사적 통증 11
발꿈치뼈 힘줄염 74
발바닥근막염류 74
배수혈 100
비복근 71
빗장밑근 7, 46
사각근 32
삼각근 18, 43
삽입 전위 11
상완골 외상과염 77
소능형근 46
소원근 43
소흉근 48
손목굴 증후군 94, 117
손아귀힘 측정계 3
쇄골하근 7, 46
승모근 16, 35
신경 감돈 32

ㅇ

아시혈 101
안쪽날개근 26
안쪽넓은근 69
압력감수도 3
압력 문턱값 측정기 17
압력 민감도 17
앞목갈비근 32
앞정강뼈 70
어깨관절주위염 94
어깨세모근 18, 43
어깨올림근 38
어깨의 통증 75
엉덩갈비근 64
엉덩관절 통증 91
연관통 3, 12
염증성 퇴행성 질환 94
영양성 부종 16
온손가락폄근 51
완요근 53
외측광근 69
외측익돌근 24
요방형근 61
요측수근굴근 57
운동단위활동 11
운동 장애 13
원격점 99
원발성 섬유근통 91
원엎침근 54
원회내근 54
위성점 107
위팔노근 53
유발요인 10
이상근 66

ㅈ, ㅊ, ㅋ

자극 문턱값 13
자율신경 증상 12
자쪽손목굽힘근 58
자쪽손목폄근 52
작은가슴근 48
작은마름근 46

작은원근 43
장딴지근 71
장륵근 64
장무지굴근 56
장요측수근신근 48
전경골근 70
전기 조직 저항 측정 21
전사각근 32
전신성 섬유근통 91
점프 사인 7
조직 유연성 측정기 20
종아리세갈래근 71
중간목갈비근 32
중간볼기근 65
중둔근 65
중사각근 32
척측수근굴근 58
척측수근신근 52
체열촬영술 3
체열 측정 20
촉진 14
총지신근 51
측두근 23
침술 112
코스텐 증후군 96
큰가슴근 16, 46
큰마름근 46
큰원근 42

ㅌ, ㅍ, ㅎ

테니스 팔꿈치 77
통증 유발점의 위치 14
통증 유발점 주사법 111
통증 유발점 증후군 75
통증 유발점 치료 110
통증 허용값 20
통증 허용값 측정 20
티체 증후군 88
편두통 89
하퇴삼두근 71
허리네모근 61
허리엉치 가성 신경뿌리 통증 84
후사각근 32
흉곽출구 증후군 32, 78, 79
흉쇄유돌근 16, 29
히스테리구 90

A, B, C, D

agina-pectoris 88
biceps femoris m. 70
brachioradialis m. 53
carpal tunnel syndrome 94, 117
Costen's syndrome 96
Deep Pressure Massage 110
deltoid m. 18, 43
Dry-Needle 112

E, F, G, H

EMG 20
extensor carpi radialis longus m. 48
extensor carpi ulnaris m. 52
extensor digitorum communis. 51
flexor carpi radialis m. 57
flexor carpi ulnaris m. 58
flexor pollicis longus m. 56
gastrocnemius m. 71
globus hystericus 90
gluteus medius m. 65
golfer's elbow 78
homeopathic remedy 4

I, J, L, M

iliocostalis m. 64
IMS 113
incarceration 32
infraspinatus m. 18, 41
insertion potential 11
jump sign 7

lateral pterygoid m. 24
latissimus dorsi m. 59
levator scapulae m. 38
local twitch response 7, 11, 113
LTR 11, 113
masseter m. 22
medial pterygoid m. 26
meridian point 99
motor unit activity 11
multifidus m. 63
myofascial pain syndrome 3

P, Q, R

pain spot 6
pain tolerance 20
pectoralis major m. 16, 46
pectoralis minor m. 48
piriformis m. 66
pneumo thorax 112
pressure threshold 17
primary fibromyalgia 91
pronator teres m. 54
PTH 17
PTH-Meter 17
PTO 20
quadratus lumborum m. 61
quadriceps femoris m. 68
rectus femoris m. 69
referred pain 3
reflex pain 12
rhomboid major m. 46
rhomboid minor m. 46

S

satellite point 107
scalene muscles 32
scalenus anterior m. 32
scalenus medius m. 32
scalenus posterior m. 32
semispinalis cervicis m. 28
Soleus m. 73
splenius capitis m. 27
splenius cervicis m. 28
Spray-Stretch 기술 111
squeeze dynamometer 3
sternocleidomastoid m. 16, 29
subclavius m. 7, 46
supraspinatus m. 40

T

taut band 14
TC-Meter 20
temporalis m. 23
tennis elbow 77
TENS 115
tensor fasciae latae m. 65
teres major m. 42
teres minor m. 43
thermography 3
thoracic outlet syndrome 32, 78, 79
threshold 13
tibialis anterior m. 70
Tietze 88
Tissue Compliance Meter 20
tonus 115
TOS 79
trapezius m. 16, 35
triceps surae m. 71
trophedema 16
twitch response 14

V, Y

vastus lateralis m. 69
Very-Point 113
Yamamoto New Scalp Acupuncture 102
YNSA 102